Terapia del Momento Motivacional de Vida

Terapia del Momento Motivacional de Vida

Temomvi

Roberto Ramos Meléndez

Universidad de Puerto Rico

Número de Control de la Biblioteca del Congreso
de EE. UU.:   2013903005
ISBN: Tapa Dura   978-1-4633-4563-1
               Tapa Blanda   978-1-4633-4564-8
               Libro Electrónico   978-1-4633-4562-4

Para realizar pedidos de este libro, contacte con:
Palibrio
1663 Liberty Drive
Suite 200
Bloomington, IN 47403
Gratis desde EE. UU. al 877.407.5847
Gratis desde México al 01.800.288.2243
Gratis desde España al 900.866.949
Desde otro país al +1.812.671.9757
Fax: 01.812.355.1576
ventas@palibrio.com
432821

TABLA DE CONTENIDO

Prólogo

La Terapia del momento motivacional de vida (Temomvi) es un paradigma producto de muchos años de labor profesional en psicoterapia y consejería que recoge de forma coherente, sencilla y plausible la complejidad del ser humano. Es el balance que me ha quedado luego de examinar, mediante la experiencia académica y clínica como profesor universitario y psicólogo-consejero los modelos tradicionales utilizados en la práctica de la profesión. Dichas experiencias me permitieron descubrir que mi práctica clínica, mi visión del ser humano y mis conceptos de normalidad, disfunción y personalidad, entre otros, no respondían a ninguno de estos modelos sino que tenían un carácter particular y único. La efectividad y la satisfacción lograda en el manejo de múltiples situaciones motivacionales de ayuda con niños, adolescentes y adultos sirvió de estímulo para plasmar en un documento como el presente el producto de esas experiencias.

Temomvi se formuló como un modelo teórico para intervenir la multiplicidad de situaciones motivacionales de vida y disfunciones conductuales que generalmente se manejan en el contexto de la psicoterapia y la consejería. Temomvi es un modelo desarrollado por un puertorriqueño, pero no para la aplicación exclusiva de los puertorriqueños. Está concebido con una amplia visión del ser humano y de la complejidad de las situaciones y disfunciones conductuales que toda persona está expuesta a experienciar, independientemente de su origen étnico o cultural.

Temomvi no es sólo producto de su autor. En él convergen aportaciones de otros teóricos que me precedieron y con quienes la humanidad, y particularmente mi persona, estamos en deuda. También la hermosa y edificante experiencia vivida con mis estudiantes y compañeros profesores en el Departamento de Estudios Graduados de la Facultad de Educación del Recinto de Río Piedras de la Universidad de Puerto Rico del Área de Orientación y Consejería y de otras universidades del país constituyó una inspiración y estímulo para que el modelo se hiciera realidad. Con ellos también estaré en deuda por siempre.

Por último, debo mencionar que la confianza y la consecuente participación conmigo en consejería y terapia de las personas, incluyendo niños y adolescentes, que por más de cuarenta años me han hecho partícipe de las situaciones motivacionales de ayuda que les aquejaban y que estuvieron receptivos e hicieron parte de su vida a Temomvi, también son, de alguna manera, coautores de este trabajo.

Al publicar este trabajo, tengo la esperanza de que estimule la discusión abierta, honesta y bien intencionada de toda aquella persona cuya preocupación por el entendimiento y comprensión del ser humano y su deseo de aportar a su calidad de vida sea su principal motivación. Igualmente espero que sea de ayuda para la generalidad de las personas en el desarrollo de un estilo de vida más satisfactorio y eficiente que le permita manejar adecuadamente los retos del diario vivir. Toda crítica o retroalimentación surgida de esa discusión y de su uso será muy apreciada. Por lo tanto, espero que el lector haga suyo el producto de largos e intensos años de trabajo y reflexión y que se haga copartícipe de este proyecto de vida. Sus reacciones, comentarios y críticas constructivas son bienvenidas.

RRM

Figuras

Primera parte:
Fundamentos de Temomvi

El pensador y filósofo de la antigüedad Heráclito de Efeso preocupado por el sentido de permanencia de la existencia postuló la idea de que todo cambia y nada permanece a excepción del cambio. El alcance de su pensamiento ha sido resumido de manera sencilla al indicar que nadie se baña en un mismo río dos veces, ni ve la misma persona dos veces. Esta idea tiene implicaciones importantes para el análisis y entendimiento del comportamiento y la conducta humana, especialmente en lo que concierne al concepto vida, la personalidad, la normalidad, la disfunción conductual y, por supuesto, para el diseño de modelos teóricos.

Usualmente los paradigmas psicológicos parten de la premisa, ya sea manifiesta o sugerida, de que cuando se interviene una persona en el proceso de ayuda psicológica, se está interviniendo su vida. Esto supone que el objetivo principal de la intervención es lograr que sea feliz en su vida. Esta visión más que lograr la remisión de la disfunción conductual contribuye a fomentar el mito de la felicidad y dificulta los logros y las metas de la terapia.

El modelo psicológico que se presenta a continuación parte de la idea de que la vida es una sucesión de momentos motivacionales que no se da en línea recta sino con altas y bajas. En ella siempre habrá alegrías y tristeza, placer y dolor, triunfos y fracasos. La persona puede estar en un mal momento de su vida, pero tiene que entender que es su momento y no su vida lo que hace crisis. O sea, el hecho de que su momento haga crisis no quiere decir que su vida ha hecho crisis. No se puede confundir la vida con el momento porque la vida es muy valiosa para hacerla tan simple. Es por esto que cuando se le interviene, es necesario tener en cuenta que se está interviniendo su momento motivacional de vida y no su vida.

Nadie puede recapitular su vida. Lo más que puede lograrse al intentarlo es una relación de momentos que por su naturaleza contienen aspectos motivacionales de vida. Por lo tanto, el proceso de ayuda psicológica requiere una reorientación en términos de su focalización. Es un error confundir la vida y el momento en lo que respecta a la dimensión interventora del proceso de ayuda.

Al formular un modelo teórico con el propósito de entender y describir la conducta humana y la personalidad es necesario tener como punto de partida una clara concepción del ser humano. La concepción particular que se tenga del ser humano, determinará la manera en que identificamos y definimos las necesidades humanas básicas, las opciones racionales básicas para la utilización de la capacidad racional optativa y las definiciones de normalidad, disfunción, concepto del Yo y personalidad. Por tal razón, es necesario que en la formulación de un paradigma psicológico se plasme con meridiana claridad los aspectos fundamentales que conforman al ser humano o la persona. Estos deben tenerse siempre presentes cuando se maneje el modelo de intervención propio de dicho paradigma.

La visión del ser humano en Temomvi se fundamenta en la idea de que este es un ser bio-psico-social y cultural. Por lo tanto, las variables bio-ecológicas vinculadas a la persona como ser bio-psico-social son determinantes en el desarrollo de la personalidad y la conducta debido a que son sistemas relevantes en el momento que ésta busca ayuda psicológica. Los sistemas tienen fuerza o capacidad de afectar su conducta y modo de ser. Por eso, este modelo denominado Terapia del momento motivacional de vida (Temomvi) es un modelo sistémico por lo que se enfatiza la incorporación de los sistemas asociados al desarrollo de la personalidad, al surgimiento de disfunciones conductuales y a su eventual remisión.

En el ser humano se da un conjunto de rasgos genéticos con capacidad determinativa conductual. Este potencial y su susceptibilidad a ser influenciado por las variables bio-ecológicas hacen de él un ser bio-psicosocial-cultural moldeable. Esto es, un ser que, aunque puede ser inducido a actuar de cierta manera, conserva la capacidad de sobreponerse a las influencias que lo inducen a actuar así. Además, es capaz de modificar la fuente influyente y a sí mismo gracias a los recursos propios de su capacidad racional optativa y a su condición de ser interactivo. Todo esto es posible en virtud de su capacidad de adaptación y de acomodación. Es por esto que se le concibe como un ser moldeable.

El potencial genético es multidimensional y multidireccional. La multidimensionalidad del material genético lo da la condición misma del comportamiento genético. Las leyes que regulan la herencia biológica tienen su efecto en el crecimiento y desarrollo de la persona, en la forma que ésta ha de ser y en muchos de los rasgos y conductas que la caracterizarán. Por lo tanto, es necesario tomar en cuenta este aspecto en el análisis de la personalidad, la conducta y en el surgimiento y manejo de la disfunción.

La dirección en que se desarrollará el potencial genético, por su parte, va a ser el resultado del efecto de las variables sistémicas o ecológicas interventoras. O sea, el ser humano nace con un potencial producto de la herencia que le da la capacidad para llegar a ser de una manera, tanto física como emocionalmente. Sin embargo, es el conjunto de variables ecológicas interventoras las que van a determinar hasta dónde o en qué dirección se manifestará o se hará evidente dicho potencial y la intensidad con que lo hará.

Como el ser humano es un ente bio-psicosocial-cultural su conducta y su personalidad son el producto de las influencias y efectos que los sistemas que conforman la cultura tienen sobre él en su proceso de crecer y desarrollarse. La persona es un ser sistémico. Esto quiere decir que lo que hace, siente y piensa es el resultado del efecto de los sistemas que la impactan. Las implicaciones psicoterapéuticas de este hecho las recoge Gunnings (1976) al indicar que los síntomas del cliente pueden trazarse hasta los síntomas de los sistemas que lo impactan.

Lo antes indicado, no es un mero decir. El ser humano, como ente bio-psicosocial-cultural, la interacción persona-ambiente y la incorporación en el proceso de ayuda de manera sistemática de los componentes sistémicos relacionados con este son elementos fundamentales que deben estar presentes en el manejo de la disfunción conductual. Por eso se incorporan sistemáticamente en el modelo Temomvi.

La naturaleza del ser humano determina la manera en que debemos abordar su modo de ser y de comportarse. Por ende, el proceso terapéutico debe tener como punto focal al ser humano como ente bio-psico-social-cultural. Es por esto que la terapia requiere de un método antropológico-antropocéntrico-experiencial. Esto quiere decir que hay que intervenir al ser humano como ser cultural que es, en términos de lo que ha experienciado, está experienciando e intuye que ha de experienciar (Ramos-Meléndez, 1990).

El concepto experienciar se refiere al proceso mediante el cual la persona se expone a las experiencias de la vida con el propósito de descubrir significado personal a lo vivido. Se aprende en la medida que se descubre significados. Esto responde a la característica de la persona como ser interactivo y proactivo lo que significa que es capaz de modificar su ambiente, de trascender y de anticiparse a consecuencias por lo que tiene la capacidad de evaluar sus procesos de vida y de descubrir el significado que estos tienen para su existencia.

Aun cuando el ser humano es el producto de las variables bio-ecológicas y de las influencias de su cultura éste es único, particular e irrepetible. Por su naturaleza filosófica, su existencia se da en términos de la búsqueda del porqué de las cosas y de la verdad, vista ésta como *su verdad*. Esta es una búsqueda de alternativas o explicaciones para entender, principalmente, lo que se denomina en Temomvi como el momento motivacional de vida (momvi). Cada uno de estos momentos contiene interrogantes de naturaleza filosófica matizadas de emociones, sentimientos y motivaciones.

El ser humano no nace bueno ni malo. En lo que respecta a la bondad humana se le concibe como neutral. Esto supone que la persona no es buena ni mala por naturaleza y que tiene un potencial que no guarda relación con la bondad o la maldad innata. Lo que ésta ha de llegar a ser será el resultado, en gran medida, de las influencias de los sistemas que forman su grupo sociocultural. Por ser un ente cultural, gregario y solidario, éste desarrollará una tendencia a buscar y propiciar el bien común y a que exista un predominio de ideas y acciones más propias de la bondad que de la maldad.

Debido a que es un organismo interactivo, sus características psicológicas son el resultado de su evaluación de los ambientes físicos y sociales que le rodean y su naturaleza psicológica se deriva de sus relaciones interpersonales y ambientales.

El ser humano tiene una propensión natural a la disfunción que es el resultado de su condición de ser bio-psicosocial-cultural y de las implicaciones que tiene la vida como una sucesión de momentos motivacionales que no se da en línea recta sino con altas y bajas.

Otro rasgo que distingue al ser humano es su condición de ser proactivo. Esto quiere decir que tiene un propósito definido para su vida futura, lo que significa que no espera pasivamente a que surjan los problemas para reaccionar, sino que invierte esfuerzos y energía psíquica para anteponer contingencias aunque, en ocasiones, y como parte de su propensión a la disfunción, hace una inversión equivocada de esa energía.

Como ser conductual, la persona está caracterizada por un constante movimiento rotacional-traslacional del ser y la existencia. El ser humano tiene la tendencia natural a almacenar sus experiencias de vida y las ideas que se hace de sí mismo a base de su capacidad determinativa conductual en un nivel rotacional o traslacional de la existencia y del ser. Esto es, en su proceso de llegar a ser, la persona está constantemente planteándose el concepto de sí y su modo de ser, sentir y actuar en términos del movimiento rotacional-traslacional de su existencia. El movimiento rotacional del ser y la existencia responde a la conceptualización que ésta ha construido de sí misma en virtud de las experiencias vividas, las influencias de los sistemas y de las variables bioecológicas con capacidad determinativa conductual y la evaluación que ha hecho de los mismos.

La capacidad determinativa conductual corresponde al potencial que tienen las variables bioecológicas y los sistemas de alterar el equilibrio vida-momento y determinar el modo de ser, sentir y actuar de la persona. Estas variables se ubican en la dimensión rotacional del ser y del momvi y son propias de los sistemas que son más significativos o que tienen más influencia sobre ella.

El movimiento traslacional, por su parte, corresponde al cúmulo de influencias que los sistemas han tenido, tienen o la persona intuye que tendrán en su existencia que, a pesar de su dinamismo, no tienen o han perdido su capacidad determinativa conductual en virtud del uso adecuado de la capacidad racional optativa y de los procesos de objetivación experiencial y de reestructuración cognitiva que ésta lleva a cabo. Los sistemas conservan su potencial para afectar la persona en virtud del dinamismo que caracteriza al movimiento rotacional-traslacional del ser y la existencia.

En el caso de la persona como sistema, su capacidad determinativa conductual de la dimensión traslacional se conserva a nivel subconsciente o inconsciente. Un estímulo dado en un momvi particular puede activar dicha capacidad haciendo que una experiencia o elemento latente en la dimensión traslacional se traslade a la dimensión rotacional.

En su proceso de llegar a ser, la persona se mueve rotacionalmente en su propio eje. Al mismo tiempo, se mueve traslacionalmente a base de las percepciones, las ideas, las expectativas y las demandas que los sistemas que están a su alrededor han puesto en ella. Es por eso que la persona es una función de sí y de los otros; de sí misma y de su circunstancia. Esto supone que está en un proceso constante de revisión vital. Ese proceso se da, no en términos de la totalidad de lo que es su vida, sino en función de lo que es su momento circunstancial particular. Ese momento circunstancial particular corresponde al momento motivacional de vida (momvi).

Es importante enfatizar que lo que la persona es hoy no lo será mañana. Todo lo que le acontezca será significativo y válido primero en términos de su momento motivacional de vida y, luego, en términos de lo que aporta a esa sucesión eventual de momentos que es su vida.

La capacidad racional optativa es otra de las características distintivas del ser humano. Se refiere a la capacidad de optar o seleccionar entre diferentes alternativas u opciones para el manejo de las situaciones motivacionales de vida. El ser humano como ser pensante y optativo tiene dos opciones racionales básicas. La primera es la opción de utilizar su capacidad racional optativa para superarse. La superación personal se asocia en Temomvi con la idea de producirse un *up* y se representa con la imagen de la construcción de una montaña.

La segunda opción es la de utilizar la capacidad racional optativa para derrotarse, la cual se asocia con la idea de producirse un *down* y se representa con la imagen de meterse en un hoyo. Este concepto es muy pertinente en el entendimiento y manejo de la disfunción.

Cuando una persona disfunciona hace uso inadecuado de su capacidad racional optativa poniendo de manifiesto lo que postulaba el filósofo estoico de la antigüedad Epícteto que las personas son perturbadas no por las experiencias vividas sino por la manera en que las ven o interpretan. Por lo tanto, el surgimiento y la remisión de la disfunción dependen en gran medida de cómo use su capacidad racional optativa.

Otras características distintivas del ser humano que tienen especial relevancia en el desarrollo de la personalidad y la disfunción y en el proceso de ayuda son: el lenguaje en sus diferentes manifestaciones, su vínculo con el tiempo, su capacidad de interactuar socialmente y de verse a sí mismo como sujeto y objeto, conocedor y conocido.

La capacidad perceptual del ser humano que le permite verse a sí mismo como sujeto y objeto, conocedor y conocido propicia que desarrolle un concepto de sí mismo a base del cual elabora sus relaciones con su entorno. El concepto de sí mismo tiene mucha importancia en el entendimiento del modo de ser de la persona y en las razones por las cuales disfunciona.

Respecto a su vínculo con el tiempo, es importante destacar el hecho de que en Temomvi se postula que el ser humano es pasado, presente y futuro a un mismo tiempo. Cualquier intento de verlo o analizarlo en función de una de estas dimensiones temporales de forma aislada es incorrecta. Todo pensamiento, conducta o acción está revestida de influencias del pasado, del presente y del futuro. Por lo tanto, las decisiones u opciones seleccionadas para el manejo de las situaciones motivacionales de vida están influenciadas por el conjunto de experiencias contenidas en estas dimensiones temporales que inciden en el momento motivacional de vida de la persona y que tienen la capacidad de determinar su modo de pensar, sentir y actuar.

Otros rasgos que distinguen al ser humano son su condición de ser histórico y cultural, su capacidad de trascendencia, su nivel de conciencia y su condición social y ética. Además, en él existen o se dan atributos inherentes como son su libertad, su dignidad, su sentido de responsabilidad y su capacidad para crecer, cambiar y llegar a ser, así como para poder optar por su autorrealización y manejar efectivamente los altibajos de la vida.

Otros aspectos importantes en el estudio y análisis del ser humano son su filosofía de vida, su visión de mundo y su condición de ser espiritual. La filosofía de vida es la manera de reaccionar ante la vida en función de las creencias, valores, actitudes y sentimientos. Esta provee dirección u orientación a las acciones de la persona quien siempre tratará de ser consistente con dicha filosofía.

La intensidad con que la persona siente la disfunción y concibe su nivel normal de funcionamiento se relaciona, entre otros factores, con su filosofía de vida. Es por esto que se ven diferentes reacciones ante una misma situación. Hay que puntualizar no obstante que, por lo general, las personas no están conscientes de cómo su filosofía de vida incide en su conducta y su comportamiento. Por eso, hay que ayudarlos a tomar conciencia de esa realidad.

En su proceso de crecer y desarrollarse, la persona elabora relaciones consigo mismo y con su entorno atribuyéndole significados particulares que se traducen en su visión de mundo. La visión de mundo se define como el conjunto de actitudes que determinan la forma y manera en que la persona se relaciona con la naturaleza, las circunstancias, consigo mismo y con los demás (Ramos-Meléndez, 1990). En cierta medida la visión de mundo es la forma de hacer operacional la filosofía de vida por lo que ésta tiene mucho que ver con la manera como ésta responde a los estímulos de su entorno. Esta visión surge de la percepción que tenga cada cual de sí mismo y de su historia particular. La historia de una persona se desarrolla a partir de su concepción y nacimiento y está influenciada por la familia, el ambiente social y la escuela, así como por otras personas e instituciones significativas en su vida.

La visión de mundo está compuesta por cuatro componentes (Ramos & Reus, 1998). A saber:

- Relación con la naturaleza - incluye el conjunto de actitudes que determinan la manera en que la persona se relaciona con la flora y la fauna, la visión del ser humano que tiene, su modo de ver y hacer valer los derechos humanos, su forma de satisfacer las necesidades básicas y el desarrollo de su espiritualidad.
- Relación con las circunstancias - se refiere al conjunto de actitudes que la persona asume respecto a las instituciones - p.ej.: la escuela,

la iglesia, el gobierno -, los procesos sociales - p.ej.: la educación, el matrimonio, el ambientalismo - y las experiencias propias del diario vivir - p.ej.: la enfermedad, el trabajo.

-   Relación consigo mismo - incluye el conjunto de actitudes asociadas al autoconcepto, la autoestima, los valores estéticos, sociales y morales y el manejo de sentimientos y emociones.

-   Relaciones humanas - se refiere al conjunto de actitudes y acciones asociadas a la manera en que la persona interactúa con los demás, al reconocimiento de los derechos propios y ajenos, y al modo de ser y comportarse en sociedad.

En estos componentes están contenidos los aspectos esenciales de la existencia humana. Es por esto que se considera de vital importancia el examinar e incorporar de manera sistemática el análisis y consideración de la visión de mundo en la conceptualización de la personalidad, la disfunción y el proceso de ayuda o terapia. Con la visión de mundo ocurre lo mismo que con la filosofía de vida: la persona no está consciente de sus efectos en su conducta y en su comportamiento. Por lo tanto, es necesario que se le ayude también a que tome conciencia de los efectos que tiene sobre ella.

En ocasiones, la persona siente que debe revisar y, eventualmente, modificar aspectos de su filosofía de vida y de su visión de mundo como resultado de los efectos que los sistemas tienen en ella. Estas modificaciones responden, también, a la búsqueda de su autorrealización, que es la meta aspiracional humana básica y a la satisfacción de sus necesidades de primer orden.

El ser humano es un ser espiritual. Esto quiere decir que es una persona movida por intereses no materiales, que fomenta su sensibilidad y que aspira a la perfección basada en el buen obrar y en su creencia en la existencia de un Ser Supremo o una fuerza que trasciende lo material y corpóreo. La espiritualidad, en su manifestación de rito o práctica religiosa o en su aspecto actitudinal, es un elemento cultural universal, por lo tanto, es necesario incorporarlo como parte de la conceptualización y el análisis de la disfunción.

¿Qué lugar ocupa la espiritualidad como parte de la filosofía de vida y la visión de mundo de la persona? ¿Cómo las situaciones motivacionales de ayuda (simas) y la disfunción han alterado su relación, si es que la tiene, con un Ser Supremo? ¿Cómo se ha alterado su fe y la práctica de ella? ¿Qué función desempeña su religiosidad o falta de ella en el desarrollo y remisión de la disfunción? ¿Cómo se concibe ésta en términos de los constructos de alma, cuerpo y espíritu? Estas son preguntas que deben considerarse al delinear, el concepto sistémico del Yo, la personalidad, la definición de la disfunción y el proceso de ayuda.

Definición de conceptos

Dos aspectos que tienen especial importancia en la conceptualización de la Terapia del momento motivacional de vida y el proceso de ayuda son los conceptos de vida y momento motivacional de vida (momvi). En Temomvi se postula que la vida es una sucesión de momentos motivacionales que no se da en línea recta sino con altas y bajas. Es común observar en muchos de los modelos psicológico diseñados para intervenir o atender las situaciones de ayuda de las personas que se da por sentado que al hacerlo se está interviniendo su vida. Esta idea es incorrecta.

La visión de la vida formulada en Temomvi se caracteriza por unos elementos o factores motivacionales particulares. Estos dan sentido a la existencia porque demandan respuestas concretas de parte de la persona para las situaciones que amenazan o propician la realización de los momentos que le quedan por vivir o experienciar. Vivir supone entender la visión tridimensional de la existencia. Esto es, de dónde venimos, dónde estamos y hacia dónde vamos (Figura 1). En cada uno de estos rizos hay acumuladas una gran cantidad de experiencias propias de las relaciones y hechos de vida experienciados por la persona. En ellos se acumulan y guardan los efectos que los sistemas han dejado en ella. Como el ser humano es pasado, presente y futuro a un mismo tiempo, estos se hacen presentes de forma consciente o inconsciente en cada una de las situaciones motivacionales de vida experienciadas y en cada una de sus acciones.

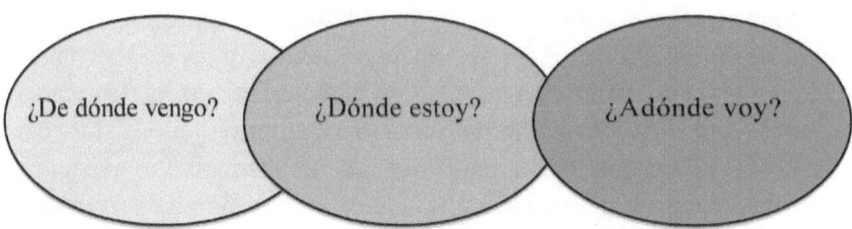

Figura 1. Visión tridimensional de la existencia

Otra forma de ver la vida es a base del efecto dominó. Desde el momento en que es concebida, comienza a hacerse evidente en la persona el efecto dominó: comienzan a caer los dominós de la existencia, a darse la sucesión de momentos motivacionales que conforman su vida. Tanto la imagen de los rizos como el efecto dominó responden a la idea de que su existencia va entrelazándose momento a momento. Cada uno de estos momentos tiene su propia razón de ser y su significado particular. La sucesión de momentos motivacionales constituye la vida, pero la vida no puede verse en función de un momento. El ser humano está en constante lucha por mantener el equilibrio entre su vida y su momento motivacional de vida.

La persona tiene que aprender a diferenciar entre su vida y su momento. Esta es una cualidad o característica que la hace emocionalmente estable con una personalidad balanceada. Cuando la persona siente que todo lo que acontece en su momento motivacional de vida armoniza con lo que ella espera lograr en la vida (sucesión de momentos motivacionales que le quedan por vivir), no tiene problemas. Por lo tanto, se siente bien y siente que su vida es normal. Lo contrario ocurre cuando se altera ese equilibrio entre su vida y su momento motivacional de vida. Como parte del proceso de vivir, debe aprender que el hecho de que su momento haga crisis no quiere decir que su vida ha hecho crisis y que no se puede confundir la vida con el momento porque la vida es muy valiosa para hacerla tan simple.

El proceso mediante el cual se aprende a distinguir entre la vida y el momento motivacional de vida y a centrar la valoración y análisis de la existencia en este último y no en la vida como un todo se denomina el proceso de diferenciación vida-momento. El proceso inverso, la confusión vida-momento, corresponde a la disfunción. Ambos conceptos son medulares en el desarrollo del paradigma psicológico Temomvi.

Es importante recalcar que la existencia humana se caracteriza por un constante movimiento rotacional-traslacional. Esto quiere decir que la persona responde a un funcionamiento bidimensional en términos del cual se da el desarrollo de su ser, su personalidad y su existencia. Este funcionamiento es armónico porque se caracteriza por la tendencia y búsqueda constante de su homeostasis o equilibrio tanto físico como emocional. Las experiencias de vida que van conformando la existencia y desarrollando la persona se dan a dos niveles: por un lado hay experiencias que tienen la capacidad determinativa conductual y por el otro, experiencias que aunque en algún momento la hayan tenido y puedan potencialmente conservarla, ya no tienen efecto sobre su modo de ser, sentir y actuar. Por lo tanto, la persona en su proceso de llegar a ser, así como en el manejo de su existencia, y en particular de su momento motivacional de vida, tiene que plantearse y replantearse el concepto de sí misma, así como su momento motivacional y su propia vida, en términos del movimiento rotacional-traslacional de su existencia.

¿Qué se entiende por el momento motivacional de vida (momvi)? El momento motivacional de vida (momvi) se define como la convergencia en un espacio temporal definido de los componentes significativos del pasado, del presente y del futuro que conservan o tienen el poder de alterar el equilibrio vida-momento en virtud de su capacidad determinativa conductual (Figura 2).

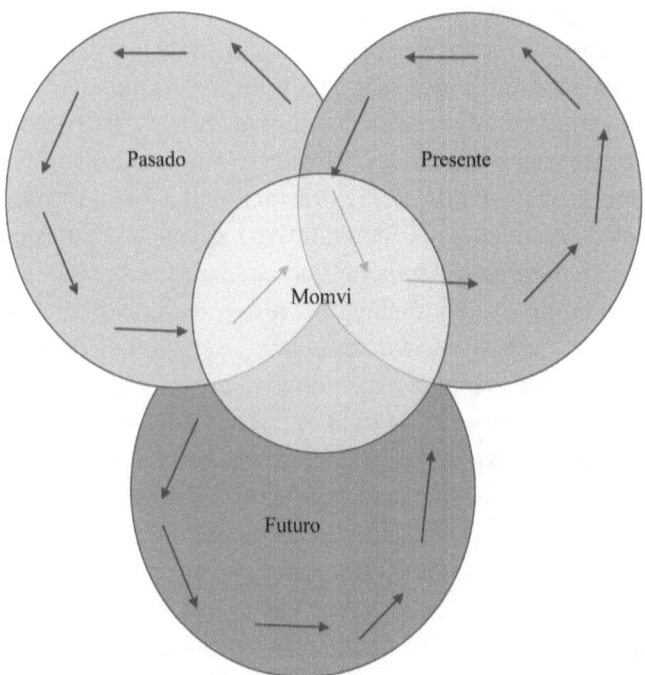

Figura 2. El momento motivacional de vida (momvi)

El momvi está constituido por el balance resultante de la interacción de las experiencias pasadas que aún permean el presente, y en particular la situación motivacional de ayuda, por las experiencias del presente mismo y por las futuras que la persona intuye o sabe que ha de experienciar y que trae al presente. Es el estado particular al que la ha llevado el movimiento rotacional-traslacional de la existencia y del ser. Se caracteriza por un marcado dinamismo de fuerzas el cual, debido a su capacidad determinativa conductual ejerce presión sobre la persona amenazando o propiciando la satisfacción de sus necesidades humanas básicas e impulsándola a reaccionar a los estímulos que éstos representan. Los elementos con capacidad determinativa conductual amenazan con alterar el equilibrio entre su vida y su momento motivacional de vida. Es aquí donde reside el fundamento de la disfunción: en el impacto de los elementos con capacidad determinativa conductual sobre el equlibrio vida-momento de la Persona.

En Temomvi se utiliza el término Persona para identificar a quien busca ayuda, solicita terapia, consejería o servicios psicológicos o que es referido(a) a esos efectos. Al así hacerlo se quiere enfatizar la dimensión personal del proceso y las características que como ser humano tiene quien busca ayuda.

¿Qué relación existe entre el momvi y el movimiento rotacional-traslacional de la existencia y el ser? Como se ha indicado, el momvi corresponde a la dimensión rotacional del ser y la existencia mientras que los otros aspectos del pasado, presente y futuro no comprendidos en este corresponden a la dimensión traslacional. Como puede apreciarse en la Figura 2, los elementos constitutivos de cada dimensión temporal evidencian un constante dinamismo que hace que cada uno de ellos pueda trasladarse de la dimensión traslacional a la rotacional que corresponde al momvi y viceversa. Esto quiere decir que en cualquier momento pueden adquirir o perder su capacidad determinativa conductual, según sea el caso. Cada momento motivacional de vida es particular, único e irrepetible.

Los elementos y experiencias contenidas en la dimensión traslacional no tienen capacidad determinativa conductual pero sí las contenidas en la dimensión rotacional. No obstante, un elemento del pasado, del presente o del futuro carente de capacidad determinativa conductual puede trasladarse a la dimensión rotacional como resultado de una experiencia o situación motivacional de ayuda (sima) surgida en el momvi de la persona lo que causaría que adquiriera o activara su capacidad determinativa conductual y, por lo tanto, sería objeto de intervención. El proceso inverso también puede ocurrir lo que significaría que el elemento en cuestión al perder su capacidad determinativa conductual ya no ameritaría su intervención.

Dependiendo de la cantidad e intensidad de elementos que accedan a una dimensión temporal será el nivel de importancia y efecto que tendrá sobre el momvi de la persona. Esto significa que ésta actuará y se comportará influenciado principalmente por lo vivido en ese espacio temporal. En otras palabras la persona será una cuya conducta y comportamiento se regirá en un momvi dado por su pasado, su presente o su futuro según sea el caso o por el balance sistémico de la trilogía de componentes temporales.

La Figura 3 ilustra un ejemplo de la Persona regida por su pasado. Como es de esperarse una Persona con este perfil y este momvi evidenciará dificultad y resistencia para manejar asuntos, situaciones e información vinculada al presente y al futuro pues no le adscribirá utilidad para manejar sus simas y estabilizar el equilibrio vida-momento porque pensará que lo que importa es lo vivido y no lo que ocurre en el presente u ocurrirá en el futuro. Para esta Persona el presente y el futuro no tienen capacidad determinativa conductual.

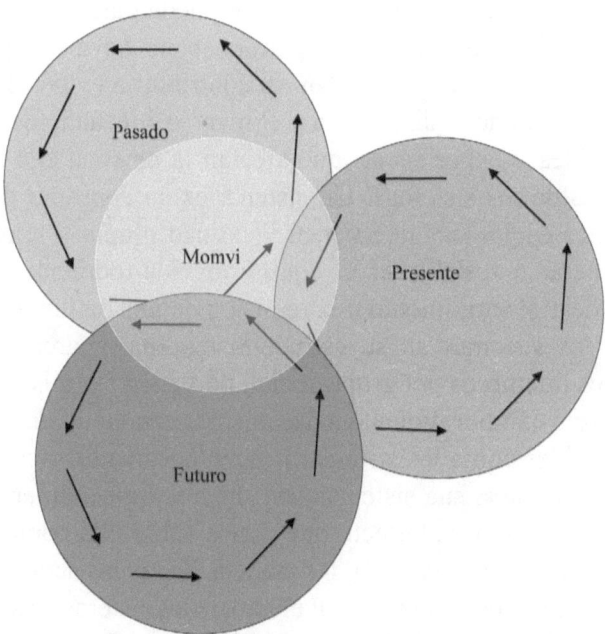

Figura 3. El momento motivacional de vida (Momvi) (momvi)
regido por el pasado

Las variables bioecológicas del momvi comprenden los aspectos, características o elementos del ambiente que están impactando la persona y que contribuyen al desarrollo o remisión de la situación motivacional de ayuda (sima) y, por ende, de la disfunción. Estos elementos son importantes por el significado o valor que ésta les adscribe en términos de la sima, del momvi y de la vida. Las variables ecológicas pueden ser personas, grupos, instituciones, sistemas, subsistemas e, incluso, animales u objetos inanimados significativos del ambiente.

La situación motivacional de ayuda (sima) corresponde a la razón por la cual la Persona recurre o es referida a un Interventor formal de ayuda (Ifa) o terapeuta para solicitar o recibir sus servicios. Desde su punto de vista se trata de la situación que amenaza con alterar o está alterando su equilibrio vida-momento y propiciando la disfunción.

La Persona con la ayuda del Interventor formal de ayuda (Ifa) deberá lograr que las experiencias o variables con capacidad determinativa conductual que afecten o alteren el equilibrio vida-momento, pierdan dicha capacidad para que pasen a formar parte de la dimensión traslacional propiciando así el restablecimiento de dicho equilibrio. También deberán lograr que las experiencias o variables que puedan afectarlos o contribuir al proceso de ayuda que hubiesen perdido o no hayan adquirido dicha capacidad la adquieran y que puedan así contribuir a evitar el surgimiento o lograr la remisión de la disfunción y el manejo adecuado de las simas.

Las variables y experiencias que afectan la persona son resultado de las influencias de los sistemas. Un sistema es un conjunto de elementos o componentes ecológicos que tienen identidad propia y la capacidad de mantener, alterar o restablecer el equilibrio vida-momento y, por ende, pueden provocar el surgimiento o la remisión de una disfunción.

Aunque los sistemas en su estructura externa, aparente o real, son comunes a los miembros del grupo social, no tienen los mismos efectos ni causan el mismo comportamiento ni las mismas conductas en cada persona. Tanto las variables como los sistemas poseen la característica de unicidad. Esto es, sus variables, sus sistemas son únicos, especialmente en lo que respecta al significado y al efecto que tienen sobre ella como sistema y a la forma en que ésta las percibe y las maneja. Todas las acciones y estados humanos, son relativos al momvi y al efecto de los sistemas, especialmente, la personalidad, la normalidad y la disfunción.

Es importante destacar el hecho de que el ser humano tiene la capacidad inherente de sobreponerse y contrarrestar o neutralizar las influencias de los sistemas que le son significativos. O sea, la persona no está expuesta a las influencias indiscriminadas de los sistemas. Gracias a su capacidad racional optativa tiene el poder de modificar e influenciar su ambiente. El concepto sistémico del Yo que ésta desarrolla contribuye significativamente al manejo de los efectos de los sistemas en sí misma y en su conducta.

El concepto sistémico del Yo

El ser humano es un organismo interactivo. Esto quiere decir que sus características psicológicas son el resultado de la evaluación que hace de los ambientes físicos y sociales que le rodean y de sus relaciones con su ambiente, consigo mismo y con los demás. La dimensión interactiva del ser humano supone que éste se encuentra en un constante proceso transaccional entre los sistemas que son relevantes a su momvi y a su persona.

Tanto la personalidad como la conducta son moldeadas por la cultura. La familia y la escuela tienen como función primaria ser transmisores de cultura. Por lo tanto, desde sus inicios el ser humano es influenciado por variables socioculturales que determinan en gran medida su modo de ser y de comportarse. De aquí que sus estados psicológicos sean el producto o balance de su evaluación de los ambientes físicos y sociales en los cuales crece y se desarrolla. De igual manera sus relaciones interpersonales y ambientales contribuirán a moldear su naturaleza como ser psicológico.

Las influencias socioculturales se hacen más evidentes en la construcción que hace la persona de su concepto sistémico del Yo. Las influencias de los sistemas que forman el grupo social y la cultura, se harán evidentes en la formulación de dicho concepto en la medida en que ésta les adjudique valor, credibilidad o validez a los mensajes y transacciones que se den entre ella y los sistemas. Dependiendo del tipo de sistema y la intensidad de su influencia, la huella de estos será evidente o imperceptible en el concepto que desarrolle de sí misma. Es por esto que en Temomvi se postula que el concepto del Yo es sistémico. El concepto sistémico del Yo es una multiplicidad de ideas que la persona desarrolla sobre sí misma a base de las influencias recibidas de los sistemas que le son significativos y del proceso de análisis y discriminación que hace de éstas.

Como la influencia que los sistemas tienen sobre la persona depende de su momento motivacional de vida, el concepto sistémico del Yo será relativo a éste. Hay que tener presente que la influencia de un sistema dado (p.ej.: la familia, la escuela, la iglesia) no es imperecedera o eterna. Esta influencia puede variar en una dirección u otra; puede aumentar o disminuir dependiendo de las condiciones que permean la relación entre la persona y el sistema y el nivel de desarrollo y madurez alcanzado por ésta. El deterioro o respeto alcanzado por el sistema ante ella también puede afectar dicha influencia.

A base de este concepto sistémico del Yo es que se postula que en gran medida la persona es el producto de las percepciones que tiene de los sistemas que le son significativos y de las expectativas que estos ponen sobre ella y que es un subsistema de los sistemas sociedad y cultura.

Aún cuando el concepto sistémico del Yo es el producto de las influencias que los sistemas que le son significativos a la persona han dejado en ella, el balance de esas influencias no produce un concepto unitario del Yo sino una multiplicidad sistémica de ideas sobre la persona que cree ser, que otros piensan que es, que otros quisieran que fuera, que le gustaría ser, que quiere ser, que es, etc. Por tal, razón, la persona es lo que es, lo que otros quieren que sea, lo que quiere ser, lo que siente ser, etc. Como decía el filósofo español Ortega y Gasset (1959), *Yo soy yo y mi circunstancia.*

En la Figura 4 se ilustra el concepto sistémico del Yo óptimo o balanceado, aquel en el cual la persona maneja las influencias de los sistemas que le son significativos de tal manera que mantiene un equilibrio entre éstas y el modo en que se concibe a sí misma a base de su aspiración de llegar a ser como quiere ser en la vida y de cómo quiere sentirse a tono con el equilibrio vida-momento que debe caracterizar su existencia. Esto corresponde al funcionamiento adecuado y deseable. La multiplicidad sistémica de ideas que la caracterizan o definen corresponde a la dimensión rotacional del ser.

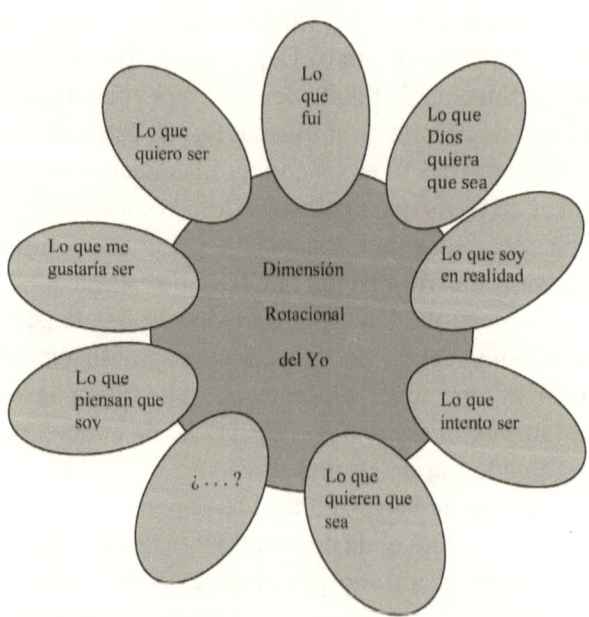

Figura 4. El concepto sistémico del Yo balanceado

El concepto sistémico del Yo es relativo al momento motivacional de vida y al efecto de los sistemas que son y han sido más significativos en el proceso de crecimiento y desarrollo de la persona. La persona tiene un concepto sistémico del Yo balanceado cuando ha logrado armonizar las influencias de los sistemas de manera tal que ninguno de ellos predomine en la determinación de su modo de ser, de sentir y actuar. En este caso, mediante el uso adecuado de su capacidad racional optativa, maneja las influencias de estos de acuerdo con el valor que adscriba a cada uno de ellos en su momento motivacional de vida. Cada uno de los aspectos del Yo tendrá un lugar adecuado en la dimensión rotacional del momvi en armonía con sus decisiones, deseos y aspiraciones.

Es de esperarse que la persona representada en la Figura 4 tenga una personalidad balanceada y un funcionamiento social y personal estable y satisfactorio gracias a que pondera adecuadamente las influencias de cada sistema en su momvi, su vida y en el concepto de sí misma mediante el uso adecuado de su capacidad racional optativa.

En la Figura 5 se presenta un ejemplo de una Persona con un concepto del Yo disfuncional. La Persona se considera disfuncional en la medida en que no es capaz de diferenciar entre su vida y su momento y funciona, principalmente, a base de las expectativas que los sistemas ponen sobre ella utilizando su capacidad racional optativa para la derrota. En este caso los sistemas externos, tales como familia, comunidad y grupo de amigos de la Persona tienen tal influencia sobre ella que determinan en gran medida su modo de ser, sentir y actuar. Como puede apreciarse los aspectos del ser asociados a *Lo que quieren que sea, Lo que piensan que soy, Lo que debo ser* y *¿...?* ocupan un lugar de mayor preponderancia en la dimensión rotacional del Yo que los aspectos que representan su modo de ser y actuar por sí misma. En la medida que la persona permite que sean los sistemas y no ella misma quienes determinen quien y cómo va a ser, estará haciendo uso inadecuado de su capacidad racional optativa lo que provocará la alteración del equilibrio vida-momento y, eventualmente, la disfunción. De aquí, la dimensión disfuncional de esta situación.

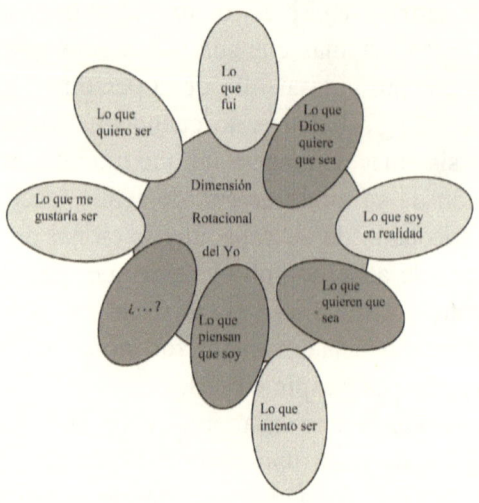

Figura 5. El concepto sistémico del Yo disfuncional

Otro caso ilustrativo puede verse en la Figura 6 en la cual se presenta la situación propia de la Persona egocéntrica. Como puede apreciarse, en este caso, los aspecto asociados a la satisfacción de los deseos individuales (Lo *que me gustaría ser, Lo que soy en realidad, Lo que intento* ser y otras actitudes egocéntricas que puedan estar contenidas en *¿…?),* posiblemente a expensas del bien común, predominan en este caso en la dimensión rotacional del Yo. Los criterios de la Persona disfuncional aplican igualmente en este caso.

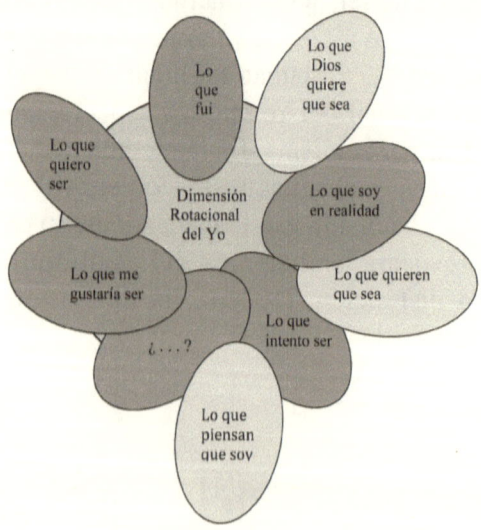

Figura 6. El concepto sistémico del Yo egocéntrico

Este perfil refleja carencia de conciencia social adecuada y menoscabo de los valores sociales y espirituales ya que los determinantes conductuales de la Persona son aquellos mediante los cuales devenga placer aunque sea a expensas de los demás y de sí misma.

Como es de esperarse, la Persona con un concepto sistémico del Yo como el ilustrado en las Figuras 5 y 6, confrontará dificultades para sentirse y actuar en armonía consigo misma y con los demás.

Hay que tener presente que el relativismo y el funcionalismo cultural son dos aspectos importantes en la determinación de lo que es socialmente aceptable o inaceptable, adaptativo o disfuncional. Ambos conceptos se vinculan a la percepción que la persona tiene de su entorno sociocultural, de sí misma y de las experiencias vividas.

La conducta es, en gran medida, una función de la percepción. La manera en que la persona experiencia, lo lleva a construir su actitud hacia la vida. La percepción es en ocasiones más poderosa que la realidad y es de mucha importancia en la producción y remisión de la disfunción. De aquí la necesidad de reevaluar la visión de lo que se ha denominado conducta anormal o disfuncional.

A base de esta visión sólo aquellos que son incapaces de mantener una relación mínima de ningún tipo caerían fuera de la categoría de normales. Esta idea corresponde a la visión cultural de normalidad que se postula en Temomvi. Hay que tener muy presente que la diversidad cultural o desviación de los valores culturales, no es sinónimo de anormalidad o disfunción y que la normalidad es un proceso transaccional.

La visión biopsicosocial de la normalidad hace referencia, también, a que la salud mental es un estado en el cual la persona desempeña satisfactoriamente los roles que según él y la sociedad debe desempeñar. En otras palabras, es una medida de su ajuste sociocultural. El ajuste sociocultural se refiere a la adaptación general del organismo a las demandas de su ambiente, de su cultura y de la vida sin atentar con su equilibrio vida-momento ni con el concepto que tiene de sí misma. La habilidad de revisar actitudes y conductas es una condición esencial del nivel de ajuste personal. En la medida que los ajustes hechos para enfrentar las demandas de las situaciones motivacionales de vida propicien su estabilidad y su equilibrio vida-momento sin menoscabo de sus entorno social y sus relaciones interpersonales, está siendo socialmente responsable.

En Temomvi, se concibe la normalidad como un proceso transaccional entre la persona y su circunstancia cuyo resultado es una sensación general de estabilidad y satisfacción personal propia del equilibrio vida-momento.

O sea la normalidad como sistema transaccional supone que la conducta normal es el producto final de la constante interacción de los sistemas con la persona en cada momento motivacional de vida. En la medida que ésta percibe y siente que los acontecimientos que se dan en su momvi están en armonía o responden a las expectativas que tiene para la sucesión de momentos motivacionales que le queda por vivir y siente que puede ser y actuar como desea, su vida es normal y no tiene problemas mayores.

La persona normal es vista como una que enfrenta efectivamente las demandas de los sistemas en cada momento motivacional de vida de acuerdo con su etapa del desarrollo, su trasfondo psicosocial y su cultura. Es por esto que hay que verla como un producto de la interacción de estos componentes. Por lo tanto, poder enfrentar y manejar efectivamente las situaciones motivacionales de vida que provocan la alteración del equilibrio vida-momento y amenazan con desarticular el concepto que tiene de sí misma es el aspecto esencial de la normalidad.

La conducta normalmente esperada dependerá del momento motivacional de vida que la persona está experienciando. En este sentido, por ejemplo, las reacciones o síntomas propios de la ansiedad pueden ser la conducta normal en una persona cuyo momvi esté impactado de tal manera por las variables bio-ecológicas, que debe esperarse de ella que esté ansiosa.

Es normal, por lo tanto, que la persona esté ansiosa cuando su momvi requiera respuestas de este tipo para hacerlo entendible y manejable. Además de las respuestas consistentes con el momvi, el funcionamiento normal supone la disposición a la búsqueda de opciones para lograr armonizar el momvi y la vida y el uso adecuado de la capacidad racional optativa.

Cuando la persona enfrenta problemas para armonizar las influencias de los sistemas con su aspiración de llegar a ser como quiere ser y poder sentirse como quiere sentirse no solo confronta dificultades con su concepto sistémico del Yo sino que también, se produce la alteración de su equilibrio vida-momento lo que se traduce en una disfunción.

Si los ajustes hechos para manejar las demandas sociales enfrentadas amenazan con alterar el equilibrio vida-momento, la persona pensará que la satisfacción de sus necesidades básicas está siendo amenazada por lo que se resistirá a aceptar o cumplir con la demanda social. En este caso se verá compelida a buscar otras opciones de manejo para responder a dicha demanda.

El mantenimiento de la homeostasis y la interacción persona-ambiente son igualmente importantes para explicar la disfunción conductual y definir el proceso de ayuda. La disfunción es consecuencia de la disonancia entre la vida y el momento como consecuencia de que las metas motivacionales básicas de la persona, particularmente la satisfacción de sus necesidades básicas, se ven amenazadas a causa de los efectos de los sistemas sobre ella. La disfunción lleva a la Persona a perder perspectiva del futuro y a hacer de su momento su vida. Esto produce en ella una sensación general de incapacidad, frustración, impotencia y devaluación personal rasgos propios del estado disfuncional. La disfunción es sinónimo de confusión vida-momento. El estado extremo de este situación responde al síndrome del suicida.

La confusión vida-momento se hace más evidente en la explicación e interpretación de la disfunción asociada con el síndrome del suicida. Este síndrome corresponde al estado mental y emocional caracterizado por la confusión vida-momento máxima producto de la crianza basada en el mito de la felicidad. En el mismo la Persona desarrolla una sensación de incapacidad y desesperanza que la lleva a pensar y sentir que la vida no tiene razón de ser. Al confundir su vida con su momento, piensa que todo lo que ha de vivir será dolor, sufrimiento y fracaso. Esto es incongruente con la idea producto de la crianza basada en el mito de la felicidad de que vino al mundo a ser feliz y no a sufrir a dolerse y a fracasar. Esta situación hará que se sienta infeliz y anormal irremediablemente. Ante la incapacidad de encontrar soluciones a sus simas y sentirse incapaz de disipar la confusión vida-momento la Persona concluye que la única opción posible para enfrentar su estado, es el suicidio pues solo de esa manera impedirá ser infeliz para toda la vida.

El pensamiento irracional asociado al síndrome del suicida es el siguiente:

> *Mi vida está llena de problemas y dificultades; no tengo solución para ninguno de ellos. Yo no vine al mundo a sufrir ni a ser infeliz, mucho menos a ser un fracasado. La única manera de liberarme de esto es quitándome de la vida...*

Ante la confusión vida-momento que vive, la Persona es incapaz de proyectarse al futuro ni de entender que el momvi y las simas son transitorios y no absolutos.

Es fundamental que la existencia se vea como una función analítica de momentos y no de la vida para no caer en el síndrome del suicida. El suicida opta por el suicidio porque, básicamente, confunde su vida con su momento. Si su momvi no produce satisfacciones ni es armonizable con las expectativas que ella tiene de la vida, entonces, es de esperarse que concluya que la vida no vale la pena porque no vale la pena el momento. Hay que entender que esto responde al enfoque hedonista asociado al mito de la felicidad. Si ésta piensa que su vida y su momento son lo mismo, y si su momento, que es lo que está experienciando, no vale la pena, tampoco valdrá la pena vivir pues se le ha enseñado que no se viene al mundo a sufrir, sino, a ser feliz.

Las situaciones motivacionales de ayuda (problemas, insatisfacciones, etc.) son el resultado de los significados que la Persona le adscribe a los efectos que los sistemas tienen sobre la ella y su momvi. Por lo tanto, es necesario que se autoevalúe durante el proceso de ayuda y pase juicio sobre sus acciones y cogniciones respecto al efecto de dichos sistema para poder prevenir o lograr la remisión de la disfunción.

La disfunción en Temomvi se define como la confusión vida-momento producto de la incapacidad de la Persona para discernir o diferenciar entre la vida y el momento motivacional de vida (momvi). Esta confusión vida-momento es el estado en el cual pierde perspectiva de lo que es su vida como resultado de la evaluación que hace de su momento motivacional de vida y de las simas a base del mito de la felicidad. La Persona hace de su momento su vida y evalúa su existencia en función de las características propias de ese momento particular (momvi) y no de la vida como sucesión de momentos motivacionales lo que hace que se produzca la disfunción.

El mito de la felicidad es un constructo de la cultura. Se refiere a la visión de la existencia en términos de la idea de que hemos venido al mundo a ser feliz. Esta visión a su vez da margen a la crianza fundamentada en dicha creencia. Ser feliz, por lo regular, se ve como antagónico con el dolor, el sufrimiento y el fracaso puesto que éstos, contrario al placer, al bienestar y al triunfo, por lo regular, no se consideran condiciones inherentes y normales a nuestra condición humana.

Como resultado de la crianza fundamentada en el mito de la felicidad, la persona piensa que para ser feliz tiene que evitar o estar exento de sufrir, dolerse y fracasar sin percatarse de que eso es imposible pues el dolor, el sufrimiento y el fracaso, igual que la alegría, el placer y el triunfo, son inherentes a su condición humana. Entonces, en la medida en que sufre, se duele o fracasa, cree que no puede ser feliz ni tiene opción real a la felicidad mientras no se libere del dolor y del sufrimiento o no pueda ser exitosa. De aquí que tienda a pensar que su vida no es normal puesto que no está cumpliendo con la expectativa sociocultural de ser feliz y exitosa. Este hecho, eventualmente va a llevarla a sentir que su momento no armoniza con la expectativa que tiene para su vida lo que propiciará el surgimiento de la disfunción y, eventualmente, la llevará a cuestionarse la razón de existir.

La persona que disfunciona evidencia una tendencia marcada a anteponer el sufrimiento que piensa que provocará su momento motivacional de vida en los momentos subsiguientes de vida, sin justificación racional alguna. Esta actitud se denomina sufrimiento anticipado a cuentagotas o sufrimiento en *lay away*, y se define como la tendencia a proyectarse al futuro en función de las consecuencias negativas que sufre y supone que ha de sufrir como resultado del momvi y de la situación motivacional de ayuda que está enfrentando o intuye que ha de enfrentar. La Persona se imagina de forma anticipada el dolor, el sufrimiento o el fracaso que ha de vivir como resultado de sus simas y se los sufre lentamente de forma anticipada sin que haya ninguna garantía de que todo eso vaya a ocurrirle. Al así hacerlo, usa su capacidad racional optativa para derrotarse o meterse en un hoyo.

Para evitar el sufrimiento en *lay away* es necesario que la persona aprenda a visualizar su futuro de una manera diferente. Esto se logra mediante la acción prospectiva mental la cual se define como el proceso por medio del cual nos proyectamos al futuro desde nuestro momento motivacional de vida, pero no para sufrir en *lay away*, sino para identificar racionalmente y de forma objetiva las consecuencias que ha de vivir como resultado de las simas que está experienciando y desarrollar así planes de contingencia que eviten la alteración del equilibrio vida-momento. Este es un proceso en el cual se utiliza la capacidad racional optativa para la superación y no para la derrota, para construir la montaña y no para meterse en un hoyo.

Personalidad

Definición de personalidad

El proceso de llegar a ser como la persona quiere ser supone un constante cambio o modificación de su parte en función del momento motivacional de vida y del proceso interaccional de ésta con sus sistemas. Este proceso, da origen a la personalidad.

La personalidad en Temomvi responde a la idea de que en el ser humano se da una integración bio-psicosocial-cultural, unos estados psicológicos (más que unos rasgos de personalidad), un dinamismo que se traduce en cambio constante y en el desarrollo del organismo como resultado de las influencias de factores socioculturales y de los sistemas ecológicos. La persona es un producto circunstancial de sus sistemas y de ella misma. En gran medida el ser humano se acomoda a su circunstancia respondiendo a las influencias de los sistemas que le permiten lograr y mantener el equilibrio vida-momento, llegar a ser como quiere ser y poder sentirse como quiere sentirse.

La personalidad por lo tanto, no es meramente un conjunto de rasgos característicos que distinguen la persona sino el balance circunstancial producido por la interacción de las variables ecológicas y genéticas que se van dando y modificando en el transcurso del tiempo y de la vida como sucesión de momentos motivacionales. Este balance es el resultado de un proceso interaccional continuo e inacabable. De aquí que pueda decirse que nadie es la misma persona dos veces.

Desarrollo de la personalidad

La visión tradicional de rasgos estáticos y estructura de personalidad no se consideran predictores válidos de conducta debido a que no toman en consideración los cambios abruptos o inesperados y constantes que surgen de la interacción de los sistemas y del movimiento rotacional-traslacional de la existencia y del ser. Como la vida es una sucesión de momentos motivacionales que no se da en línea recta, la existencia está sujeta a cambios constantes. Ese dinamismo hace que la persona sea ella y su circunstancia por lo que no puede esperarse que llegue un momento en que se convierta en *algo* o *alguien* permanentemente. Por el contrario, el ir y venir de la vida como sucesión de momentos motivacionales le hará cambiar constantemente su modo de ser, su percepción de sí misma y de su entorno.

No obstante, hay que reconocer que la lucha por lograr y mantener el mayor nivel de integración posible como ser biológico, psicológico, social, cultural y espiritual mediante la autorrealización es parte del desarrollo de la personalidad y es uno de los motivos principales de vida. Esto es un imperativo de la cultura y la crianza basada en el mito de la felicidad.

De igual forma, el mantenimiento del equilibrio vida-momento es una condición necesaria para alcanzar dicha integración.

El desarrollo de la personalidad supone, además, un proceso de discriminación de la forma generalizada de responder de la persona a los sistemas, las circunstancia y a sí mismo. En la medida que nuestras acciones y decisiones propician el mantenimiento del equilibrio vida-momento, éstas son reforzadas y tienden a repetirse. Lo contrario también aplica de acuerdo con la ley del efecto: las acciones y decisiones que amenazan o alteran el equilibrio vida-momento tienden a evitarse. El refuerzo selectivo produce la discriminación, la variabilidad de respuesta y la diferenciación en la personalidad. El refuerzo también contribuye a mantener la personalidad.

El potencial que tiene el ser humano para desarrollar pensamientos racionales e irracionales y el conjunto de cogniciones, afectos y acciones que son propios de su condición humana contribuyen también al desarrollo de la personalidad. El uso adecuado de la capacidad racional optativa propiciará el fortalecimiento de la personalidad, mientras que lo contrario la trastocará y debilitará.

La personalidad está en constante cambio. La aparente estabilidad que se observa en la personalidad y en el proceso de llegar a ser, se debe principalmente, a que las variables bio-ecológicas o los sistemas relevantes a la persona, dejan de impactar, momentáneamente, su momvi en la forma en que lo hacían. Esto se debe a que unas variables ecológicas presentes en su momvi neutralizan el efecto de las variables de los sistemas que se habían manifestado en forma negativa sobre ésta en virtud de su capacidad determinativa conductual. No obstante, la naturaleza dinámica del ser humano provocará nuevos estados que requerirán cambios frecuentes en la personalidad.

La magnitud y el efecto de las alteraciones o cambios puede ser de tal naturaleza que frene, momentáneamente, el proceso de llegar a ser. El efecto puede prolongarse ya sea por la falta de recursos de la persona para sobreponerse o por la incapacidad para identificar los efectos que los cambios tienen sobre ella y sobre su momento motivacional de vida y, por ende, sobre su vida. Es por esto que suele verse personas concentradas de tal manera en la influencia de unos sistemas sobre su momento, que se han quedado fijados en él y su manera de comportarse, de sentir y actuar y, en cierta forma su disfunción, se da en términos de esta fijación o estancamiento experiencial. Es por esto que el momento motivacional de vida es de especial importancia en lo que respecta a la definición de lo que es la personalidad, la normalidad y la disfunción.

Necesidades humanas básicas

En Temomvi se reconocen dos necesidades humanas básicas que se contemplan como determinantes conductuales primarios. Estas son: a) La necesidad de llegar a ser como la persona quiere ser... y b) la necesidad de poder sentirse como la persona quiere sentirse... De ellas surgen las respuestas conductuales que el ser humano emite para el manejo de su momvi y la comprensión y entendimiento de su existencia y para el logro de su meta principal de vida: la autorrealización.

Los seres humanos buscan instintivamente el mantenimiento de su homeostasis. Esta tendencia puede identificarse como la fuerza de crecimiento humano principal. El ser humano tiende naturalmente a su realización personal. La persona se sentirá autorrealizada en la medida en que sienta que ha logrado o va en vías de llegar a ser como quiere ser y que pueda sentirse como quiere sentirse al tiempo que propicia el bien común. Por lo que, las necesidades básicas se traducen eventualmente en metas motivacionales. Aunque es de esperarse que así sea, no toda la conducta, sin embargo, es consistente respecto a las metas motivacionales básicas. Por eso, la amenaza de la satisfacción de las necesidades básicas es el detonante de la disfunción.

Si los ajustes hechos para manejar las demandas sociales enfrentadas amenazan con alterar el equilibrio vida-momento, la persona pensará que la satisfacción de sus necesidades básicas está siendo amenazada por lo que se resistirá a aceptar o cumplir con la demanda social. En este caso se verá compelida a buscar otras opciones de manejo para responder a la demanda social.

Mientras la persona vea que los sucesos de vida que van ocurriendo en cada momento de su existencia están en armonía o son cónsonos con las expectativas que ésta tiene para su futuro, sentirá que su vida se da normalmente. Por lo tanto, siente que no tiene problemas. Cuando alguno de estos eventos o sucesos resulta disonante con su expectativa o aspiración de vida siente que la satisfacción de sus necesidades básicas, su futuro y la realización de dichas aspiraciones y metas están amenazadas debido a que su equilibrio vida-momento ha sido alterado. Por tal razón, siente la urgencia de restablecer el equilibrio entre su vida y su momento. De aquí que se postule que las necesidades humanas básicas sean llegar a ser como la persona quiere ser... y poder sentirse como quiere sentirse...

La búsqueda de significado personal es otra de las fuerzas motivacionales del ser humano. Aunque en Temomvi esta búsqueda no se ve como la fuerza motivacional básica, sí se postula que el proceso de ayuda es un proceso de aprendizaje y que toda experiencia para ser realmente de aprendizaje tiene que contribuir a la búsqueda y redundar en el descubrimiento del significado personal de cada una de las experiencias significativas. Por lo tanto, ésta se comprometerá con acciones proactivas si ve o intuye que al hacerlo proveerá más significado a su existencia y contribuirá a que llegue a ser como quiere ser, a que pueda sentirse como quiere sentirse y al bienestar de los demás ya que, de esta forma, su existencia tendrá mayor sentido y significado y mantendrá el equilibrio vida-momento.

Aspectos importantes vinculados a la búsqueda de significado son las experiencias del dolor, del sufrimiento y del fracaso así como la alegría, el placer y el triunfo. La persona tiende a buscar placer y a desear que todo salga bien debido no sólo a la tendencia natural propia de la homeostasis que hay en el ser humano, sino también al proceso de crianza basado en el mito de la felicidad y a la influencia de su cultura. No todas las culturas manejan estos componentes de la misma manera. Hay culturas donde el dolor y el sufrimiento se ven de manera diferente a otras y donde el fracaso tiene un significado diferente al que le damos en nuestra cultura. Estos aspectos se relacionan de manera especial con el desarrollo de la disfunción ya que se vinculan al mito de la felicidad antes descrito. La manera en que la persona maneje el dolor el sufrimiento y el fracaso puede llevarla a verse, sentirse y actuar como un ser disfuncional.

En la medida en que se vea el dolor, el sufrimiento y el fracaso como componentes anormales de la existencia se estará fomentando una idea adulterada de la felicidad y desarrollando el mito de la felicidad el cual, a la larga, constituirá un entrampamiento que provocará la disfunción y, en el peor de los casos, el suicidio. Es necesario que la persona entienda que el dolor, el sufrimiento y el fracaso igual que la alegría el placer y el triunfo son inherentes a nuestra condición humana. Nadie está exento de ninguna de ellas ya que son componentes propios, y por ende normales, de nuestra existencia. Por lo tanto, es necesario enseñar a las personas a manejar estos aspectos de su vida mediante la búsqueda de su significado personal ya que son esenciales en el entendimiento, manejo y remisión de la disfunción.

La visión del ser humano antes descrita y la conceptualización de la personalidad, el concepto sistémico del Yo, la normalidad y la disfunción son los elementos medulares en los que se basa el desarrollo de un paradigma psicológico. Con ellos en mente se construyó el modelo de la Terapia del momento motivacional de vida (Temomvi).

Segunda parte:
La Terapia Temomvi

Postulados básicos

Los postulados en los que se enmarca la Terapia del momento motivacional de vida (Temomvi) surgen de la visión del ser humano y la reconceptualización hecha de la normalidad, la disfunción el concepto del Yo y otros conceptos fundamentales para el estudio y entendimiento de la conducta y el comportamiento humano. Estos postulados se resumen de la siguiente manera:

1. La existencia humana se da a base de momentos motivacionales de vida.
2. La vida es una sucesión de momentos motivacionales que no se da en línea recta, sino con altas y bajas (p.ej. triunfos y fracasos; placer y dolor).
3. Nadie es capaz de recapitular su vida. El intento más genuino por lograrlo, sólo producirá una relación de momentos motivacionales de vida (momvis).
4. La confusión vida-momento producto del mito de la felicidad es la base de la disfunción conductual y la explicación lógica del síndrome del suicida que es la disfunción máxima.
5. Los síntomas que caracterizan la disfunción pueden proyectarse hasta los síntomas de los sistemas que impactan a la Persona.
6. Existen dos necesidades humanas básicas: la necesidad de llegar a ser como la persona quiere ser... y la necesidad de poder sentirse como la persona quiere sentirse.
7. La meta aspiracional humana básica es la autorrealización personal (Maslow,1954).

8. El dolor, el sufrimiento y el fracaso, como el bienestar, el placer y el triunfo, son inherentes a nuestra condición humana, por lo tanto, constituyen componentes normales de nuestra existencia.

9. La búsqueda del porqué de las cosas y del deseo de encontrar respuestas a las interrogantes filosóficas que surgen respecto a sí mismo, a su entorno o circunstancia y a la vida misma es una de las principales motivaciones del ser humano.

10. El concepto sistémico del Yo es relativo al momento motivacional de vida de la persona.

11. El ser humano es pasado, presente y futuro a un mismo tiempo. El intento de querer estudiarlo de forma aislada desde una de estas perspectivas temporales es artificial y carece de sentido.

12. El ser humano es racional y optativo. Aun cuando en él se dan reacciones instintivas e irracionales, es su dimensión racional la que lo caracteriza y prevalece en el manejo de las situaciones motivacionales de vida.

13. Como ser racional, el ser humano tiene dos opciones racionales básicas: utilizar la capacidad racional optativa para superarse ó utilizarla para derrotarse.

14. La persona en su proceso de llegar a ser, así como en el manejo de su existencia, está constantemente planteándose su concepto del Yo y su modo de ser y actuar en términos del movimiento rotacional-traslacional de su existencia.

15. El proceso de intervención concebido con el propósito de entender y ayudar al ser humano debe ser, antropológico-antropocéntrico-experiencial.

Terapia

Partir de la premisa, ya sea manifiesta o sugerida, de que cuando se interviene una persona en proceso de ayuda, se está interviniendo su vida, es un error de juicio. Dicha premisa supone que el objetivo principal de la intervención está en lograr que la Persona pueda llegar a ser feliz en términos de su vida, mediante la eliminación de síntomas o simplemente resolviendo sus problemas. En este sentido, la visión del proceso es global y no lo particular o focalizada que debiera ser ya que se fusionan la vida y el momento en lo que respecta a la dimensión interventora del proceso de ayuda. Es por esto que el proceso de ayuda requiere una reorientación en términos de su focalización.

Reorientar la dimensión analítica hacia el momento motivacional de vida antes que hacia la vida, los síntomas o el problema permitirá a la Persona autoevaluarse y explorar opciones en términos de unas consecuencias más específicas que lo que supone estar analizándose de la manera inversa. Ver la vida como una sucesión de momentos motivacionales le da mayores opciones y le permite ubicarse de forma más real en la dimensión futurista del proceso.

Desde la perspectiva de Temomvi, la proyección objetiva hacia el futuro es difícil, sino imposible, para la persona que disfunciona. Es por esto que ésta no puede concebirse como una meta en lo que respecta al proceso psicológico de ayuda hasta tanto no se hayan logrado la diferenciación vida-momento, la objetivación experiencial de las simas, la reestructuración cognitiva y la estabilización del equilibrio vida-momento. Esto es así debido a que está visualizando su momento como si fuera su vida, por lo que la actitud ante lo doloroso y disfuncional del mismo le impide ver su existencia, y en particular su futuro, de forma optimista.

Una de las metas del proceso de ayuda debe ser lograr que la Persona genere la energía necesaria para descubrir o construir una visión optimista de la vida mediante el logro del equilibrio vida-momento. También se debe lograr que entienda que su momento es transicional y no definitorio o absoluto; que éste forma parte de una sucesión de momentos motivacionales que van a constituir lo que es su vida, que el hecho de que su momento haga crisis no quiere decir que su vida ha hecho crisis, que cada momento plantea opciones, que el optar es una de las destrezas que tiene que desarrollar e incluir como parte de su sistema de vida y que como ser optativo tiene dos opciones racionales básicas en lo que respecta a la utilización de su capacidad racional optativa. Estas son: utilizar la capacidad racional optativa para superarse o para derrotarse.

Los diferentes componentes ecológicos (personales y sistémicos) que más se relacionan con el funcionamiento de la persona constituyen sistemas y subsistemas que deben ser intervenidos y modificados para convertirlos en redes complementarias de apoyo. La terapia debe hacerse evidente en cada una de sus experiencias y sistemas. Es necesario ayudarla descubrir los significados de sus experiencias y los efectos de los sistemas en ella.

Aun cuando está expuesta a los efectos de los sistemas, cada persona responde por sus acciones y su conducta, y determina la esencia de su existencia. El reconocimiento de que sus síntomas pueden trazarse hasta los síntomas de los sistemas que la impactan, no significa que ésta está libre de responsabilidad respecto a sus actos. Por lo tanto, tiene que asumir responsabilidad por sus acciones.

En el modelo Temomvi se da énfasis a la intervención de sistemas, al desarrollo de redes de apoyo y al análisis organizacional tanto desde la perspectiva de la prevención primaria como de la secundaria. El enfoque de prevención primaria se basa en el mejoramiento de la calidad de vida de las personas y de sus sistemas tanto a nivel personal como social. Esta se dirige tanto a individuos como a grupos y poblaciones que están, por su propia condición humana, social y cultural, en riesgo de confrontar disonancia o incoherencias entre su momento motivacional y su vida. Se enfatizan las intervenciones a nivel individual y grupal y se trata de llegar al mayor número de personas, no sólo a los que disfuncionan. La prevención primaria supone la intervención de sistemas y el desarrollo de redes sistémicas de apoyo que son dos de los elementos básicos en este modelo de intervención terapéutica.

Los sistemas no tienen los mismos efectos ni causan las misma conductas o comportamiento en los miembros del grupo social. Todas las acciones y estados humanos, son relativos al momvi y al efecto de los sistemas, especialmente, la personalidad, la normalidad y la disfunción. Es por esto que Temomvi es un enfoque sistémico y centra su atención en el efecto que estos han tenido, tienen y se intuye que han de tener en la persona, especialmente durante su proceso de crecimiento y desarrollo como parte de su grupo sociocultural.

La efectividad del modelo Temomvi depende en gran medida de la intervención de los sistemas que forman parte del mundo circunstancial de la Persona. Es por esto que se enfatiza que sus síntomas pueden proyectarse hasta los síntomas de los sistemas que son relevantes a su momento motivacional de vida. La intervención de sistemas se refiere a la acción de intervenir los componentes que forman un sistema con el propósito de desarrollar o fortalecer su potencial para evitar el surgimiento de las simas y la disfunción o propiciar la remisión de las mismas.

El análisis organizacional es otro de los aspectos fundamentales del proceso de ayuda. La naturaleza gregaria del ser humano lo lleva a organizarse. La conducta se da dentro de unos parámetros organizacionales (i.e. grupos, instituciones, sociedades) que hay que conocer, entender e intervenir como parte del proceso de ayuda. El análisis organizacional se refiere al proceso de examinar los componentes que forman parte de una organización para modificar y fortalecer sus estructuras o sistemas y los roles y las funciones que desempeñan sus miembros con el propósito de prevenir o manejar las situaciones motivacionales de ayuda que puedan alterar el equilibrio vida-momento y provocar la disfunción de la Persona o la organización.

El proceso de ayuda psicológica

El proceso de ayuda psicológica comprende la interacción de varias variables o componentes sistémicos específicos. Los componentes propios del proceso de ayuda según Temomvi son la Persona (P), el interventor formal de ayuda (Ifa), los Agentes sistémicos internos (Asis) y los Agentes sistémicos externos (Ases). Cada uno de ellos es visto como un sistema particular y único a la vez que un subsistema de otros sistemas más complejos que constituyen o forman la sociedad y la cultura.

La terapia se define como la acción de intervenir el momento motivacional de vida de uno o más personas mediante la utilización de estrategias, técnicas y procedimientos negociados entre la (las) Persona (s) intervenida (s), el Ifa y el (los) agente (s) sistémicos internos y externos incorporados al proceso con el propósito de ayudarla a lograr la armonización entre su momento motivacional de vida (momvi) y la sucesión de momentos motivacionales que se denomina vida. Se dirige a lograr que la Persona produzca cambios en las respuestas conductuales que emite ante las situaciones motivacionales de ayuda y que parecen, a la luz de las insatisfacciones que evidencian sus expresiones y su conducta, no satisfactorias para ella mediante los procesos de objetivación experiencial (Prodoe), reestructuración cognitiva (Preco) y el proceso optativo (Pop). Con el cambio en sus respuestas se espera prevenir o resolver la disfunción (confusión vida-momento). Este proceso propiciará su desarrollo óptimo.

Además de lograr la diferenciación vida-momento, el proceso de ayuda debe lograr que la Persona pueda objetivar las experiencias que dificultan la armonización de su vida y su momento motivacional de vida. También debe propiciar la identificación, implantación y manejo de opciones que contribuyan a dicha armonización, a la satisfacción de las necesidades básicas y a la eventual reestructuración cognitiva.

Por último, la Persona debe adoptar los principios fundamentales de Temomvi para desarrollar un estilo de vida en armonía con el modelo terapéutico.

El proceso psicológico de ayuda de Temomvi centra su atención en lograr que la Persona aprenda que cada momento motivacional de vida requiere optar y que el proceso optativo efectivamente es una destreza desarrollable. Para optar efectivamente, es necesario aprender a objetivar experiencialmente y reestructurar cognitivamente. La terapia debe, pues, fundamentarse en la intervención de las Personas y los sistemas que las impactan o afectan ampliando su alcance mediante la adopción del método antropológico, antropocéntrico y experiencial propuesto en este modelo.

Componentes o variables de la terapia

La primera variable de la terapia es la Persona, aquella que experimenta o siente que su momento motivacional de vida no está respondiendo a las expectativas, deseos o aspiraciones que tiene para su vida. La disonancia entre su momento motivacional de vida y su vida no le permite proyectarse adecuadamente hacia el futuro inmediato o a largo plazo lo que provoca en ella un estado de incertidumbre que se traduce en uno o varios síntomas los cuales trastocan el equilibrio vida-momento y producen la disfunción.

La segunda variable lo constituye un Interventor formal de ayuda (Ifa) o profesional de ayuda. Esta persona se denomina de esa manera porque, aunque el proceso supone un adiestramiento en las estrategias, técnicas, principios y aspectos del comportamiento, la conducta humana, la disfunción conductual y la personalidad, no se requiere que en todo momento el interventor sea, exclusivamente, un profesional con adiestramiento formal en aspectos de conducta humana.

Se reconoce la necesidad y se requiere, por lo menos, de un Ifa que sea profesional de ayuda adiestrado en el modelo, en aspectos de conducta y comportamiento humano y en disfunciones conductuales. Esto garantiza que la intervención o el proceso de ayuda se haga en un marco ético adecuado y de una forma más sistemática y científica y con mayores perspectivas de éxito. Esto significa que en el proceso, en términos generales, el interventor de ayuda puede ser un profesional adiestrado en aspectos de conducta humana o la combinación de éste con uno o más elementos sistémicos que forman parte del momento motivacional de vida de la Persona.

Hay una realidad que no puede ser ignorada. Se trata del hecho de que la conducta humana está permeada, afectada y, en muchas ocasiones, determinada por factores ambientales que de alguna manera condicionan las respuestas que la persona emite ante el momento motivacional de vida que le ha tocado vivir. Es por esto que se hace necesario incorporar elementos ecológicos en el proceso de ayuda.

En Temomvi se contempla el adiestramiento y uso de personas o componentes de los sistemas ecológicos que afectan a quien busca ayuda como agentes interventores y redes sistémicas de apoyo. Estos interventores, por ser elementos partícipes del momento motivacional de vida de la Persona, se consideran recursos de importancia en el proceso. Se postula que estos son capaces de intervenir y provocar cambios que contribuyan al manejo efectivo de las situaciones motivacionales de ayuda y a la remisión de la disfunción. Estos interventores pueden estar relacionados con el surgimiento de las simas y de la disfunción.

La tercera variable de la terapia son los Agentes sistémicos internos (Asis). Estos son componentes ecológicos que están vinculados en primera instancia de manera afectiva con la Persona y que de alguna manera contribuyen al surgimiento o remisión de la disfunción conductual. Estos se incorporan de forma sistemática al proceso de ayuda. Algunos ejemplos de Asis son: el padre, la madre, el esposo, la esposa, el novio y el tío.

La cuarta variable corresponde a los Agentes sistémicos externos (Ases). Estos son los componentes ecológicos que no están vinculados en primera instancia de manera afectiva con la Persona pero están contribuyendo al surgimiento o remisión de la disfunción conductual. Estos también se incorporan de forma sistemática en el proceso de ayuda. Algunos ejemplos de Ases son: la directora escolar, un maestro, una abogada, un sacerdote, un médico.

Los Asis y Ases son utilizados por el Ifa y la Persona para desarrollar una red sistémica de apoyo durante el proceso de ayuda y en el transcurso de su vida. Estas redes de apoyo surgen de los sistemas relevantes a su momento motivacional de vida y del entorno sociocultural general. Éstas cumplen una función terapéutica vinculada a la necesidad de seguridad y sostén y a la viabilización de la implantación de opciones en el proceso de ayuda.

Se espera que el desarrollo de redes sistémicas complementarias de apoyo tenga un efecto multiplicador del proceso. Estas son necesarias para la extrapolación o prolongación del proceso a los diferentes escenarios o ambientes en que la Persona funciona.

La intervención de sistemas y el desarrollo de redes sistémicas de apoyo responden a la idea de que el Interventor formal de ayuda es, principalmente, un agente de cambio sistémico y conductual y un promotor de calidad de vida. Se espera, además, que éste desempeñe, entre otros, los siguientes roles: maestro, asesor, consultor y facilitador. Por esto, debe adiestrarse en el desempeño de funciones tales como: el desarrollo de planes de intervención en prevención primaria, diseño de estrategias para el desarrollo de innovaciones sociales e institucionales, para el desarrollo, incorporación y coordinación de las redes de apoyo y para la intervención de sistemas.

Cuando la persona que busca ayuda está siendo afectada por una organización, el Interventor formal de ayuda, los Agentes sistémicos y ella misma tienen la responsabilidad de analizarla para ver en qué medida ésta puede ser modificada como parte del proceso. En este sentido éstos desempeñan una función de retroalimentación organizacional y sistémica. El análisis organizacional es una forma más amplia de intervención de sistema que centra su atención en la modificación de la política y funcionamiento institucional, organizacional o sistémico con el propósito de hacerla más sensible al momento motivacional de vida de sus miembros.

El proceso de ayuda debe ser una acción combinada de una o más personas adiestradas en los aspectos de la conducta humana y las disfunciones conductuales, de agentes sistémicos de apoyo y de la Persona misma. Debe ser, además, sistémico con un enfoque antropológico, antropocéntrico y experiencial.

El aspecto procesal de la terapia

El propósito del modelo Temomvi es coordinar esfuerzos y desarrollar estrategias y técnicas para prevenir, aminorar y resolver disfunciones conductuales. Estas estrategias y técnicas han de desarrollarse mediante la acción combinada de los elementos sistémicos que son relevantes al momento motivacional de vida de la Persona. Es por esto que el aspecto procesal de la terapia se da a dos niveles. Cada nivel se compone de dos unidades interrelacionadas que son mutuamente inclusivas. A ellas se incorporan la Persona (P), el (la) Interventor(a) formal de ayuda (Ifa), los Agentes sistémicos internos (Asis) y los Agentes sistémicos externos

(Ases) de diferentes maneras de acuerdo con el nivel del proceso. Cada uno de estos componentes puede ser unidad de intervención - a quien se interviene - o unidad interventora - quien interviene (Figura 7).

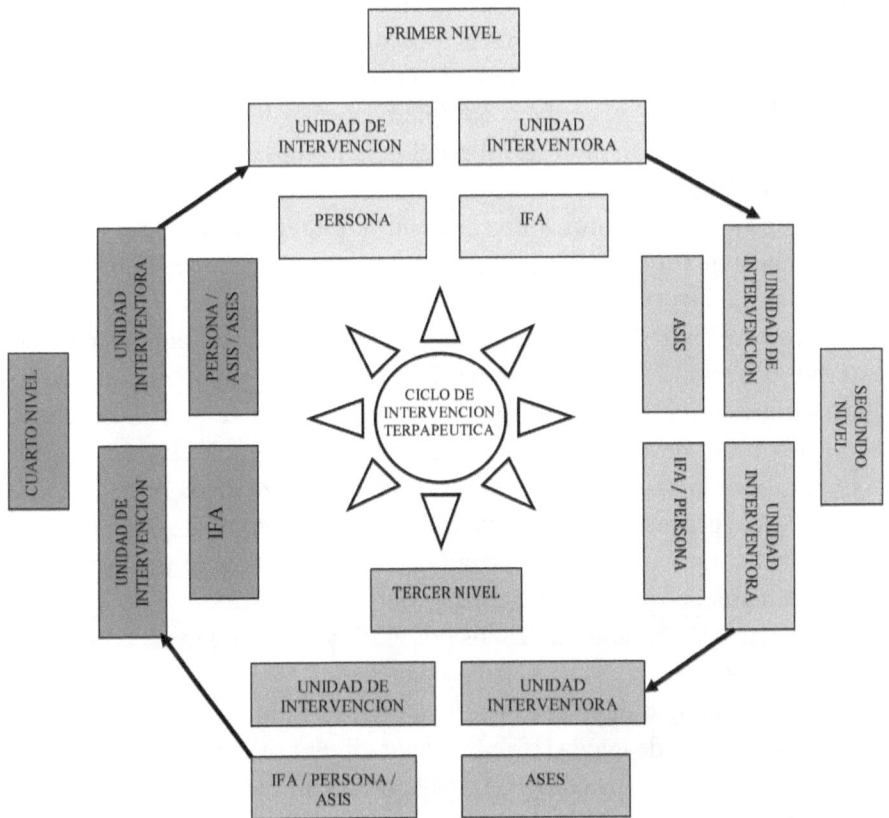

Figura 7. Dimensiones del proceso terapéutico de Temomvi

En el primer nivel, la Persona (P) es la unidad primaria de intervención y el Interventor formal de ayuda (Ifa) es la unidad interventora. Ésta se concibe como un ser bio-psicosocial-cultural en proceso de llegar a ser cuyo desarrollo es de carácter multidimensional- multidireccional y se da a base del movimiento rotacional-traslacional del ser y la existencia.

Regularmente, el proceso de ayuda se inicia con un contacto entre la Persona como unidad intervenida y el Ifa como unidad interventora. No obstante hay que tener en cuenta que el proceso podría comenzar en el segundo o tercer nivel donde la Persona sigue siendo la unidad intervenida pero la unidad interventora puede ser indistintamente un Agente sistémico interno o externo. (De ser este el caso, el Ifa se incorporará al proceso por medio de un referido).

La segunda unidad de intervención son los Agentes sistémicos internos (Asis). Los Asis surgen de los sistemas primarios de la Persona. Estos son componentes ecológicos cuya relación con ésta es, principalmente, de naturaleza afectiva. Se incorporan al proceso con el propósito de determinar su contribución al desarrollo o remisión de la disfunción conductual y para convertirlos en redes sistémicas complementarias de apoyo. Los Asis son el principal recurso en el desarrollo del perfil biopsicosocial y cultural de la Persona y de su historial clínico. Al convertirse en redes de apoyo, pasan a ser agentes interventores a nivel terciario. Durante el proceso de ayuda la Persona y el Ifa identifican Asis potenciales y negocian la manera de contactarlos e incorporarlos al proceso.

La tercera unidad de intervención lo constituyen los Agentes sistémicos externos (Ases). Estos surgen de los sistemas secundarios o de los subsistemas. Son los componentes ecológicos cuya relación con la Persona no está basada, principalmente, en el afecto. Estos incluyen, entre otros, a maestros, reclutadores de empleo, sacerdotes, médicos, etc. Estos se incorporan al proceso y son intervenidos con igual propósitos que los Asis. Los Ases son muy útiles en la extrapolación y continuidad del proceso de ayuda más allá de su núcleo familiar y afectivo primario.

Estos también son identificados por el Ifa y la Persona y se convertirán en agentes interventores de cuarto orden.

La cuarta unidad de intervención y la primera unidad interventora es el Interventor formal de ayuda (Ifa). En el paradigma Temomvi, el profesional de ayuda (consejero, psicólogo, trabajador social etc.) es principalmente un agente de cambio conductual y sistémico y un promotor de calidad de vida. Su función principal es la de lograr armonización entre el momento motivacional de vida de la Persona y la totalidad de su vida mediante la búsqueda, aplicación y manejo de opciones derivadas de la intervención de las variables biopsicosociales y de los sistemas relevantes a la Persona.

En Temomvi se reconoce que no todas las acciones y medidas tomadas por el Ifa han de ser siempre satisfactorias en lo que respecta al reestablecimiento del equilibrio vida-momento de la Persona. Es por esto que se interviene al Ifa como parte de un proceso de retroalimentación o evaluación para mejorar su efectividad y la del proceso. Es importante que el Ifa entienda que sus acciones estarán sujetas a evaluación por todos los componentes del proceso para que de esta forma pueda mantener una actitud de mayor apertura y por ende receptividad a lo que los demás componentes del proceso tienen que aportar. Esto contribuye, además, a que este tenga más presente la capacidad psicoterapéutica que tienen los componentes sistémicos presentes en el momvi de la Persona.

Durante el proceso cada unidad es sometida a evaluación y retroalimentación por parte de los demás componentes con el propósito de evaluar sus compromisos optativos respectivos y la efectividad de sus acciones además de identificar opciones de intervención que la unidad interventora concernida no haya contemplado. La jerarquía de interventores se basa en la acción promotora e integradora de cada agente.

Aunque el Interventor formal de ayuda se ve como el agente interventor primario, habrá ocasiones en que otros agentes asuman esta función primaria dependiendo de la situación y de las opciones que se estén manejando. El conocimiento y las competencias del proceso de ayuda no se ven como del dominio exclusivo suyo. Es por esto que los componentes del proceso se constituyen en una red de apoyo para la Persona. La red de apoyo es el conjunto de componentes ecológico y sistémicos que son incorporados en el proceso de ayuda por su capacidad para manejar de forma coordinada las simas y la disfunción. Esta red está formada por los Asis, los Ases y el Ifa.

Objetivos de la terapia

El proceso de ayuda basado en Temomvi debe centrarse en lograr que la Persona aprenda a ver la vida como una sucesión de momentos motivacionales, cada uno de los cuales demanda de ella optar, y saber diferenciarlos de la vida. La capacidad de optar es inherente al ser humano por lo que puede desarrollarse y fortalecerse.

La idea equivocada de que la sucesión de momentos motivacionales que le queda por vivir a la persona, no podrá realizarse como resultado del momento motivacional de vida que está experienciando es lo que causa la disfunción. Por eso, el momvi debe ser el foco de atención del proceso de ayuda.

Es necesario que la Persona tome conciencia del significado que tienen las experiencias del diario vivir y, en especial, la situación motivacional de ayuda que le está afectando y de la forma en que está utilizando su capacidad racional optativa para que pueda involucrarse efectivamente en el proceso de ayuda y manejar efectivamente la disfunción. Aprender a manejar las simas a base del significado que éstas tengan en su momvi y su vida es un requisito indispensable en el proceso de ayuda. Por tal razón, lograr que la Persona tome conciencia de estos significados debe ser un objetivo medular a lograrse en el proceso.

La interpretación que la persona hace de las experiencias es un factor determinante en el surgimiento o remisión de la disfunción. Un aspecto de este proceso interpretativo que amerita especial atención es el que tiene que ver con la confusión vida-momento. Es necesario que ésta tome conciencia o capte concretamente que el hecho de que su momento haya hecho crisis, no significa que su vida ha hecho crisis. Para lograrlo tiene que aprender a objetivar experiencialmente y a reestructurar cognitivamente sus experiencias y el modo de verse a sí misma como resultado de éstas. La remisión o permanencia de la disfunción, dependerá, en gran medida, de la forma en que ésta utilice su capacidad racional optativa. Por lo tanto, es importante que aprenda a utilizarla adecuadamente. Esto es, para la superación.

Como parte del proceso optativo, la persona tiene que tomar conciencia de las dos opciones básicas para el uso de su capacidad racional optativa: optar por superarse o por derrotarse. Se asociará la superación simbólicamente con la idea de producirse un *up* o de crear una montaña y ser capaz de ver nuevos horizontes y la derrota con la idea de producirse un *down* o de hacer un hoyo cada vez más profundo y oscuro, limitando así la posibilidad de su superación.

El surgimiento de una sima afecta al sistema nervioso autónomo particularmente al hipotálamo provocando una reacción de lucha o escape. Esto causa la activación de la división simpática de dicho sistema y provoca reacciones fisiológicas que provocan la secreción de sustancias necesarias para que el organismo responda instintivamente a la amenaza o a las simas. Estas son las conductas de emergencias propias del momvi cuando ocurre la disfunción.

Como es sabido, una vez pasa la situación de emergencia, la división parasimpática del sistema nervioso autónomo toma control hasta que se restablece el equilibrio. En Temomvi se postula que esto se logra mediante la objetivación experiencial que permite que la Persona tome control de su momvi y esté más apta para la reestructuración cognitiva necesaria para lograr el manejo efectivo de la sima y la remisión de la disfunción.

El Proceso de objetivación experiencial (Prodoe) se refiere a la acción deliberada de examinar los aspectos de las situaciones motivacionales de ayuda (simas) y sus efectos en el momvi de la Persona dejando a un lado, momentáneamente, los sentimientos y emociones asociadas con ésta. De esa manera propiciará la transición del funcionamiento del estado de lucha o fuga instintivo al de estabilización y manejo racional de la sima y el momvi. El proceso se dirige a lograr que revierta el estado emergencia que ha provocado la sima al alterar el equilibrio vida-momento.

El Proceso de reestructuración cognitiva (Preco) - Meichenbaum, 1977; Cormier & Cormier, 1985; Ellis & Crieger, 1986) - es una estrategia mediante la cual se le enseña a la Persona a sustituir cogniciones negativas y debilitadoras por pensamientos y acciones que propicien su funcionamiento adaptativo y su crecimiento personal. A medida que ésta va reestructurando los componentes de la sima que han provocado la disfunción, el equilibrio vida-momento va restableciéndose y el proceso de objetivación experiencial se fortalece. Este proceso, además, permite que recobre la perspectiva del futuro que había perdido como resultado de la confusión vida-momento y que fortalezca el concepto de sí misma.

Aun cuando las situaciones motivaciones de ayuda (problemas, insatisfacciones, etc.) son, en parte, el resultado de los efectos que los sistemas tienen en la persona y la percepción que ésta tiene de ella o de sus elementos, es necesario que se autoevalúe y pase juicio sobre sus reacciones (i.e. pensamientos, sentimientos, conductas) y sobre el significado y los efectos de los sistemas en su momento motivacional de vida. Esta autoevaluación debe darse a base de los procesos de objetivación experiencial y reestructuración cognitiva que son los que eventualmente propiciarán la remisión de la disfunción.

En Temomvi se postula que habrá remisión de la disfunción sólo en la medida en que la Persona sea capaz de objetivar experiencialmente los elementos de la situación motivacional de ayuda y de reestructurarlos cognitivamente. Por eso es tan necesario dar especial atención al Proceso de objetivación experiencial durante la terapia.

En resumen, el proceso de ayuda debe dar atención, entre otros, a los siguientes aspectos: lograr que la Persona aprenda a ver la vida como una sucesión de momentos motivacionales, a diferenciar entre su vida y su momento motivacional de vida, a hacer uso de la capacidad racional optativa para la superación, a descubrir los significados de sus experiencias, a objetivar experiencialmente, a reestructurar cognitivamente, a optar racionalmente y, eventualmente, a desarrollar un estilo de vida cónsono con los principios de la terapia. Todas éstas son destrezas desarrollables que se enseñan en Temomvi.

Bases del proceso de ayuda psicológica

En Temomvi se parte de la idea de que el proceso de ayuda se inicia y articula, regularmente, entre dos personas: una cuyo momento motivacional de vida está planteando insatisfacciones e interrogantes porque lo percibe como desarticulado en términos de su vida, y otra que, por su formación, educación, adiestramiento y aprendizaje logrado con la aplicación de estrategias para el manejo efectivo de su momvi, ha adquirido las destrezas necesarias para manejar en forma más efectiva la dinámica de su vida como sucesión de momentos motivacionales. Es por eso que el proceso de ayuda comienza enfatizando que la vida es una sucesión de momentos motivacionales que puede ser coherente y consistente con el momvi o caracterizada por inconsistencias e incoherencias entre las expectativas y aspiraciones de vida de la Persona y su momento motivacional de vida.

Se da como un hecho que nadie es capaz de recapitular su vida; sólo se puede hacer una relación de momentos motivacionales. Éstos corresponden a aquellos que por su significado y relación con la sucesión de momentos motivacionales vividos y con los que está viviendo e intuye que ha de vivir, permanecen accesibles a su conciencia o realidad. Es por esto que el proceso de ayuda debe dirigirse a atender, principalmente, el momento motivacional de vida (momvi).

Cuando la Persona comienza el proceso de ayuda, llega en un momento único que es el momento motivacional de vida que, como se ha indicado, se caracteriza por un conjunto de fuerzas interactuantes del pasado, del presente y del futuro con capacidad determinativa conductual, así como de los sistemas que le son relevantes y que están provocando consecuencias muy concretas en ella.

Desde el inicio del proceso hay que ayudar a la Persona a descubrir que su disfunción es el resultado de incoherencias entre unas variables y unas expectativas y que tiene que plantearse y replantearse el concepto de sí a base del movimiento rotacional-traslacional del ser y de su existencia. Se enfatizará que todo lo que le acontece será significativo y válido primero en términos de su momvi (dimensión rotacional) y luego en términos de lo que aporta a esa sucesión eventual de momentos de su vida que no tienen capacidad determinativa conductual (dimensión traslacional).

También hay que tener en mente que en su proceso de llegar a ser la persona va moviéndose rotacionalmente en su propio eje el cual corresponde a su momvi. El movimiento rotacional responde a la conceptualización que ha construido de sí misma a base de las influencias de los sistemas que conservan la capacidad determinativa conductual. Al mismo tiempo, se va moviendo traslacionalmente llevando consigo las percepciones, las ideas, las expectativas y las demandas que los sistemas que han perdido su capacidad racional optativa han puesto y ponen sobre ella. Es por esto que una de las metas fundamentales del proceso psicológico de ayuda será lograr que la Persona aprenda a diferenciar su vida y su momento motivacional de vida para evitar la disfunción.

Será importante además, que la Persona tome conciencia de que mientras las variables que la afectan se mantengan en la dimensión traslacional, no tendrán mucha influencia en su conducta ya que no tienen o han perdido la capacidad de trastocar el equilibrio vida-momento y de constituirse en simas o disfunciones. Por tal razón, todo lo que le acontezca será significativo y válido primero en términos de su dimensión rotacional (momento motivacional de vida) y, luego, en términos de lo que aporta a esa sucesión eventual de momentos contenidos en la dimensión traslacional.

Otro aspecto a destacar es que como ser sistémico, la Persona es producto de sí misma y de su circunstancias. Ser en función de sí misma y de su circunstancia supone que estará en un proceso constante de revisión vital y ese proceso se dará, no en términos de la totalidad de lo que es su vida, sino en función de lo que es su momento motivacional de vida. Por lo tanto, como no existen dos momentos motivacionales de vida idénticos, hay que enfatizarle que lo que es hoy no lo será mañana.

Como en Temomvi se postula que la disfunción es el resultado de la disonancia e incoherencia surgida entre la vida y el momvi a causa del efecto de las variables bio-ecológicas y las expectativas de vida (particularmente las asociadas al mito de la felicidad) hay que hacerle ver a la Persona que cuando se produce la coincidencia de estas condiciones en su momvi está experienciando una disfunción. Debido a la desarticulación de su momvi y a la confusión vida-momento, no puede proyectarse hacia el futuro con el optimismo necesario para pensar que es capaz de lograr los propósitos de vida que le mueven, en especial la satisfacción de sus necesidades humanas básicas, según han sido descritas. Esto quiere decir que es incapaz de funcionar a tono con las expectativas que tiene o las metas que quiere lograr o que se ha fijado como fundamentales para hacer de su vida una con significado personal y, por ende, satisfactoria y plena.

En el modelo Temomvi se enfatiza la capacidad cognitiva de la Persona. Por tal razón, en la terapia se propician cambios relativamente permanentes mediante el fortalecimiento de sus capacidades y sus destrezas de aprendizaje. En términos generales, con el modelo Temomvi se trata de que los participantes del proceso de ayuda aprendan lo siguiente:

1. a diferenciar entre la vida y el momento.

    En este proceso se destaca la enseñanza de los conceptos de vida y momento motivacional de vida (momvi) y el análisis de las necesidades humanas básicas de llegar a ser como la persona quiere ser… y la de poder sentirse como quiere sentirse… y el concepto sistémico del Yo, entre otros. El foco de atención será el momvi y cómo la situación motivacional de ayuda (sima) afecta el equilibrio vida-momento. También se da atención particular a la búsqueda de significado personal de las simas y a entender que el hecho de que el momento haya hecho crisis, no significa que la vida ha hecho crisis.

2. a verse y funcionar como un ser optativo.

    En este aspecto del proceso se enfatiza que la Persona aprenda a identificar y a lidiar con sus dos opciones racionales básicas para la utilización de su capacidad racional optativa: usarla para superarse o para derrotarse, para producirse un *up* o un *down,* o para construir una montaña o meterse en un hoyo. Se da énfasis a las tres condiciones que caracterizan la conducta de la superación. Esto es, los pensamientos, sentimientos y conductas tienen que contribuir a que la Persona pueda (1) llegar a ser como quiere ser… (2) sentirse como quiere sentirse… y (3) contribuir al bien común. Las tres condiciones tienen que cumplirse para que lo que ésta piense, diga o haga, propicie la superación personal o la construcción de la montaña. Se enfatiza que dar prioridad o actuar a base de una o dos de estas condiciones en detrimento de las otras dos o la tercera conducirá inevitablemente a un estado de derrota. Esto es, se estará utilizando la capacidad racional optativa para meterse en un hoyo y no para construir la montaña.

3. a evitar el sufrimiento anticipado a cuentagotas o en *lay away* y, que en su lugar, aprendan a hacer uso de la acción prospectiva mental (desarrollo de planes de contingencia).

El sufrimiento en *lay away* es el error típico de la disfunción. Supone una tendencia a imaginarse las consecuencias que la Persona cree que va a sufrir como resultado de las simas y del momvi que está experienciando. Aún cuando no tiene garantía alguna de que dichas consecuencias se vayan a dar, se las sufre anticipadamente y a cuentagotas, o sea, poco a poco.

Proyectarse al futuro en función de las consecuencias negativas que supone que ha de sufrir como resultado de la situación motivacional de ayuda que está experienciando tiene consecuencias negativas para ella. Y es que sufrir desde ahora lo que cree que va a ocurrir, sin tener garantía de que vaya a darse, tiene el efecto de ir horadando su sistema y va creando un vacío existencial que, eventualmente, se va a traducir en dos cosas: en frustración y depresión, por un lado, y por el otro, en un sentido de indisposición e incapacidad para asumir una actitud más asertiva y positiva hacia la vida.

El sufrimiento anticipado a cuentagotas se relaciona con el hecho de que en nuestra cultura no se incluye el sufrimiento como un elemento natural del proceso de vida, sino, como un elemento anormal. La vida como sucesión de momentos motivacionales está compuesta de elementos gratificantes y de elementos dolorosos. Hay una tendencia marcada a querer vivir la vida sólo en función de los placeres que pueda derivarse de ella. Esta tendencia hedonista exagerada lleva a la Persona a perder perspectiva en términos del dolor y del sufrimiento como realidad de vida.

Algo similar ocurre con el fracaso. Como parte de la crianza, se le programa para ser exitosa por lo que el fracaso se ve como algo negativo, indeseable y anormal. Como parte de la terapia Temomvi se enfatiza, por lo tanto, que el fracaso como el triunfo es inherente a su condición humana. Nadie está exento de fracasar por lo que es necesario aceptarlo como una realidad en su vida y aprender a descubrir el significado que tiene en su existencia.

La preocupación exagerada por evitar el dolor contribuye a que se produzca un entrampamiento psicológico que se traduce en sufrimiento en *lay away*. Es por esto que cuando se identifican opciones de manejo para la situación de ayuda, inmediatamente la Persona muestra preocupación en términos de lo qué sucederá a si estas no resultan. Es una tendencia a proyectarse automáticamente hacia el futuro, no en función de cuan efectiva va a ser, sino en términos de lo que va a sufrir como consecuencia de lo que está viviendo.

El sufrimiento en *lay away* supone, además, el desvincularse de su momento motivacional de vida real y la creación de un momento motivacional de vida artificial. De aquí que éste puede convertirse, eventualmente, en resistencia al proceso ya que supone el desviar la atención y la energía de su momvi real para encontrar o buscar justificaciones en un momvi artificial. De esa manera, la Persona no entra a buscar alternativas u opciones para su momvi real, evadiendo manejarlo o enfrentarse al mismo.

Es importante tener claro la diferencia entre el sufrimiento anticipado a cuentagotas o en *lay away* y la acción prospectiva mental. La acción prospectiva mental corresponde al proceso mediante el cual la persona centra su atención en el uso de la objetivación experiencial y la reestructuración cognitiva como herramientas para evitar que situaciones futuras, y quizás imprevistas, asociadas a las simas y al momvi puedan alterar sus planes de vida. Es por esto que el proceso optativo se dirige a identificar alternativas concretas para el manejo de momvis futuros que puedan surgir de las situaciones motivacionales de ayuda que ésta esté experienciando o intuya que ha de experienciar. Este aspecto responde a un mecanismo de manejo adaptativo y deseable pues, contrario al sufrimiento anticipado a cuentagotas o en *lay away,* se dirige a anticipar sucesos para crear soluciones preventivamente. Por lo tanto, supone la utilización de la capacidad racional optativa para la superación y no para la derrota como ocurre en el primer caso. En el sufrimiento en *lay away* la concentración está en las consecuencias negativas o en cuánto sufrimiento va a tener que soportar la Persona debido a lo que está experienciando o intuye que ha de experienciar y en la acción prospectiva mental en las soluciones y planes de contingencia. El primero es un proceso caracterizado por ideas irracionales y el segundo, por ideas racionales.

4. a objetivar experiencialmente (manejar las situaciones motivacionales de ayuda - simas - dejando a un lado, momentáneamente, los sentimientos y emociones. Con este proceso se facilita el manejo racional de las simas.

Con el Proceso de objetivación experiencial se trata de lograr que la Persona deliberadamente examine los efectos de las simas en su momvi dejando a un lado, momentáneamente, los sentimientos y emociones asociadas con ésta. Esto responde al hecho de que se postula que la reacción mental y emocional a las situaciones motivacionales de vida es semejante a las reacciones ante los cuerpos extraños que invaden nuestro organismo.

La posible alteración del equilibrio vida-momento y el temor o posibilidad de que no pueda satisfacer las necesidades humanas básicas constituyen una seria amenaza para la seguridad e integridad física y emocional de la Persona. Su reacción ante la amenaza es la autodefensa. La respuesta inmediata es la fuga o la lucha por lo que predominan las reacciones instintivas más que las respuestas racionales.

Mientras la Persona se encuentre en el estado de amenaza o alerta, sus reacciones van a ser básicamente instintivas y de defensa. De aquí que su efectividad sea mínima. Es necesario restablecer su equilibrio vida-momento para que el sistema nervioso responsable de hacerla funcionar de manera racional y optativa tome control de sus reacciones. Esto se logra por medio de la objetivación experiencial. Por esto, es necesario aprender a objetivar experiencialmente las simas y el momvi.

5. a hacer uso de la reestructuración cognitiva

    Se trata de que la Persona sustituya cogniciones negativas y debilitadoras con pensamientos y acciones que propicien su funcionamiento adaptativo y su crecimiento personal. Esto no sólo supone el aceptar el hecho de que los componentes dolorosos y negativos de la existencia son inherentes a su condición humana y son tan naturales como las gratificantes y placenteras, sino también aprender a descubrir sus significados y a armonizarlas con su condición de ser bio-psicosocial-cultural. Se trata de poner cada elemento de su momvi y de las simas así como su concepto sistémico del Yo en su justa y correcta perspectiva.

Metas y objetivos: Focalización

El proceso de ayuda debe iniciarse reorientando la dimensión analítica hacia el momento motivacional antes que hacia la vida. De esta forma. La Persona se autoevaluará y explorará opciones en términos de unas consecuencias más específicas que lo que supone estar analizándose de manera inversa. Además podrá reubicarse en la dimensión futurista del proceso en términos más reales.

Como la Persona tiene dificultad para proyectarse objetivamente hacia el futuro debido a la confusión vida-momento que está experienciando, la terapia tiene que centrarse en el manejo de las simas específicas que están trastocando el equilibrio vida momento. Solo podrá vizualizar experiencias futuras como metas en lo que respecta al proceso psicológico de ayuda si logra reestablecer su equilibrio vida-momento. Por lo tanto, uno de los objetivos del proceso de ayuda debe ser lograr que genere la energía necesaria para construir una visión optimista de la vida.

Otro objetivo a lograrse es que la Persona entienda que su momvi es transitorio y no definitorio o absoluto, que forma parte de una sucesión de momentos motivacionales que van a constituir lo que es su vida y que en cada uno de ellos se confrontará con situaciones que le requerirán optar.

La Persona debe aprender también que optar es una de las destrezas a desarrollar e incluir como parte de su vida, a conocer cuáles son las opciones racionales básicas en lo que respecta a la utilización de su capacidad racional optativa y a usar estos aprendizajes para la superación, no para la derrota.

También debe lograrse mediante la terapia que la Persona aprenda a hacer uso de la acción prospectiva mental de forma sistemática y a evitar el sufrimiento en *lay away*.

Es importante que como parte del proceso de ayuda, la Persona desarrolle una visión de mundo y un estilo de vida cónsonos con Temomvi. De está manera se logrará que esto redunde en un estilo de vida en el cual la diferenciación vida-momento, la objetivación experiencial, la acción prospectiva mental, la reestructuración cognitiva y la utilización de la capacidad racional optativa para la superación, entre otros aspectos básicos de la terapia, sean los procesos que regulen su existencia y el manejo de la dinámica vida-momento.

Técnicas y estrategias

Temomvi no se circunscribe a un grupo particular o único de técnicas y estrategias. El uso de éstas dependerá de la viabilización de su implantación y la pertinencia que de acuerdo con el Ifa y la Persona puedan tener en el manejo y remisión de la disfunción. Las técnicas y estrategias a utilizarse surgen del análisis que los diferentes componentes del proceso (Persona, Ifa, Asis y Ases) hacen del momvi y de las simas en cada una de las etapas. No obstante, cada una de éstas debe ser avalada por el Ifa y debe evaluarse su pertinencia a la luz de la terapia por lo que la opinión del profesional de ayuda es necesaria. Las técnicas y estrategias de naturaleza clínica (p.ej.: confrontación, reestructuración cognitiva, análisis sistémico del yo, diseño de contratos) son propias del Ifa. Otras, tales como uso de refuerzo y la recompensa, pueden ser utilizadas tanto por el Ifa como por los Asis y Ases. En Temomvi, toda estrategia o técnica terapéutica que, de acuerdo al Ifa, pueda contribuir al manejo efectivo de las simas y a la prevención o remisión de la disfunción, es aceptable.

Roles y funciones del Interventor formal de ayuda

El Interventor formal de ayuda tiene que ser un profesional con amplia y reconocida formación en alguna de las áreas del campo de la psicoterapia, la consejería, el trabajo social o alguna otra profesión de ayuda psicológica. Debe ser, además, una persona con formación y trasfondo psicosocial amplio para que pueda desarrollar conciencia adecuada de la importancia que tienen para el proceso de ayuda las variables ecológicas, los sistemas y las dimensiones psicosocial, antropológica, filosófica y espiritual de la Persona.

El Ifa es, principalmente, un agente de cambio sistémico y conductual y un promotor de calidad de vida. Éste debe desempeñar, además, entre otros, los siguientes roles: maestro, asesor, consultor y facilitador. Por esto, debe adiestrarse en el desempeño de funciones tales como: el desarrollo de intervenciones para la prevención primaria, diseño de estrategias para el desarrollo de intervenciones sociales e institucionales, para el desarrollo, incorporación y coordinación de las redes de apoyo y para la intervención de sistemas.

Roles de la persona que busca ayuda

La Persona tiene que asumir responsabilidad por sus actos. De aquí que se le vea como un ente interactivo capaz de desempeñar, con la ayuda del Ifa y de los otros componentes del proceso, una diversidad de roles proactivos, tales como: diseñador de planes de intervención, desarrollador de planes de contingencia, interventor de sistemas, analista de sistemas, desarrollador de redes de apoyo, etc.

Compromisos y contratos

Durante el proceso de ayuda se diseñarán, negociarán e implantarán contratos que incluirán compromisos específicos para los componentes del mismo (Ifa, Persona, Asis y Ases). Los contratos y compromisos son indispensables en Temomvi. La forma y manera en que estos se articulan es prerrogativa del Ifa y la Persona. No obstante, los contratos deben ser sencillos, a corto plazo a tono con cada momvi, viables y manejables para las partes concernidas.

Criterio de cambio conductual

La conducta humana se da en función de la percepción de los hechos y de las influencias del ambiente. La manera en que la persona percibe y experiencia lo lleva a construir su actitud hacia la vida. Por tal razón, la interpretación y el significado que ésta adscribe a las situaciones motivacionales de ayuda y a su momvi es importante en la determinación y remisión de la disfunción. Esta percepción es clave en el surgimiento de la disfunción. De igual manera la objetivación experiencial y la reestructuración cognitiva de su momvi, de sí misma y de las situaciones motivacionales de ayuda son cruciales para su remisión.

La remisión de la disfunción se da sólo en la medida en que la Persona sea capaz de objetivar experiencialmente los elementos de la situación motivacional de ayuda y de reestructurar cognitivamente sus componentes. Esto es, cuando sea capaz de verlos como hechos consumados de vida o de tomar control de ellos de manera tal que no tengan la capacidad de trastocar el equilibrio vida-momento. Para que se pueda dar este proceso es necesaria la evaluación objetiva y el manejo racional de la situación motivacional de ayuda.

El nivel de objetivación experiencial es el criterio más adecuado para determinar la superación de la sima y la remisión de la disfunción conductual. Esto significa que hay superación de la sima y de la disfunción sólo en la medida en que los elementos que las forman pierden su capacidad determinativa conductual y sean incapaces de trastocar el equilibrio vida-momento gracias a que la Persona ha desarrollado la capacidad de neutralizar sus efectos mediante el proceso de la terapia. Todo esto se logra con la aplicación de los principios y procesos de Temomvi.

Etapas del proceso de ayuda: Visión general

La aplicación de la terapia Temomvi se da en cuatro etapas generales. A saber: (a) Etapa inicial, (b) Etapa de trabajo e implantación de opciones, (c) Etapa de evaluación y (d) Etapa de consolidación y divulgación (Figura 8). Cada una de éstas supone unos procesos específicos que corresponden a los componentes básicos de la terapia.

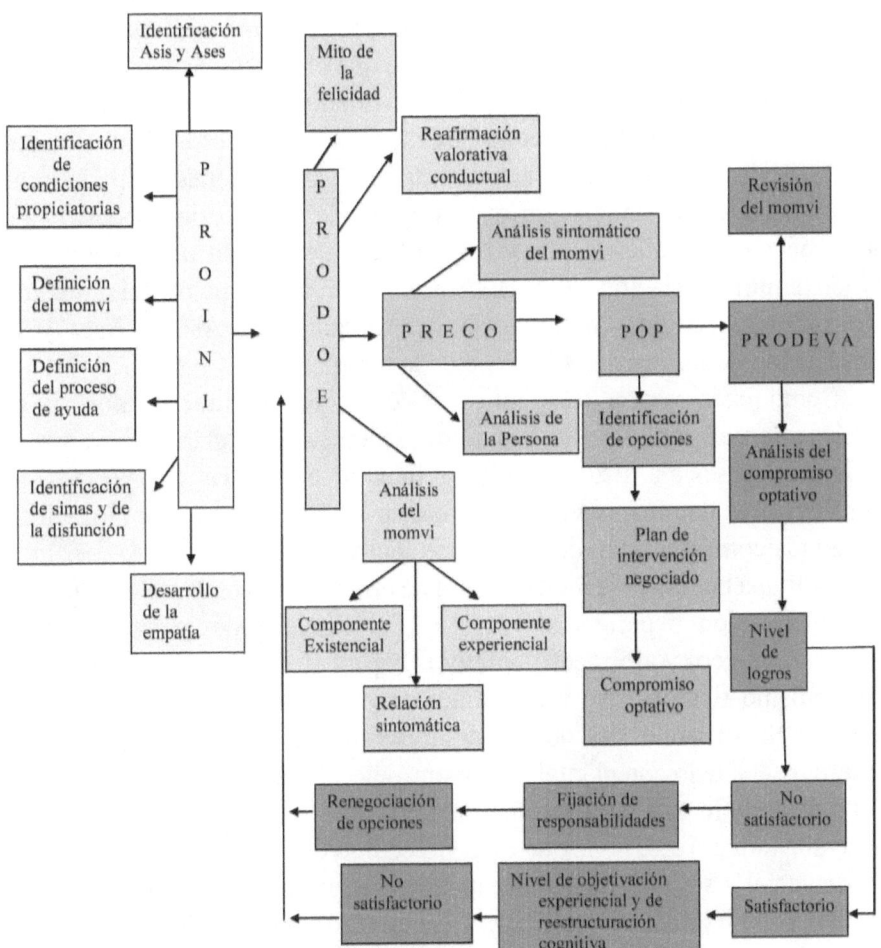

Figura 8 El Proceso de intervención terapéutica de Temomvi

La descripción del proceso de ayuda a base de etapas constituye un intento de sistematizar el mismo. No obstante, hay que tener en cuenta que en Temomvi no se contempla que los procesos descritos se den de forma lineal. Esto quiere decir que elementos propios de una etapa pueden surgir cuando se están manejando asuntos que corresponden a otras etapas. Los elementos y procesos de los componentes de cada etapa son en realidad procesos mentales que van dándose en el Ifa, la Persona y los Agentes sistémicos que intervienen en la terapia.

El Interventor formal de ayuda va atendiendo las dimensiones del proceso terapéutico a base del momvi y de las simas que surgen durante el mismo según van surgiendo. Sin embargo, es necesario que se propicie que cada uno de los procesos medulares comprendidos en el modelo sea manejado adecuadamente en el momento del proceso que el Ifa entienda más prudente para que pueda lograrse la remisión de las simas y de la disfunción.

La Etapa inicial, que corresponde, además, al Proceso inicial (Proini) de la terapia incluye el establecimiento de las condiciones propiciatorias del proceso, comenzando con el desarrollo de la empatía, la definición del proceso de ayuda, el planteamiento de la situación motivacional de ayuda (sima), la relación sintomática preliminar, la definición del momento motivacional de vida (momvi), la identificación de Asis y Ases y la descripción de los procesos básicos de la terapia.

Como cada sesión terapéutica se considera un nuevo momvi, es importante que cada uno de estos componentes de la etapa se examinen al iniciar la sesión. Esto cumple la función de ayudar a la Persona a familiarizarse con los aspectos del modelo y a darse cuenta de la realidad de la vida como sucesión de momentos motivacionales.

La Etapa de trabajo e implantación de opciones se compone del Proceso de objetivación experiencial (Prodoe), el Proceso de reestructuración cognitiva (Preco) y el Proceso optativo (Pop). Estos procesos se van dando a un mismo tiempo pero a diferentes niveles a medida que progresa la terapia. No obstante hay que tener presente que para lograr el Proceso optativo adecuado con el cual la Persona selecciona entre las opciones que tiene disponible para atender efectivamente las situaciones motivacionales de ayuda (simas) éste tiene que estar precedido del Proceso de objetivación experiencial y seguido de la correspondiente reestructuración cognitiva.

El Proceso de objetivación experiencial (Prodoe), está constituido por la reafirmación valorativa conductual - valoración de acciones proactivas de la Persona previo y durante el proceso -, el manejo del mito de la felicidad, el análisis objetivo del momvi desde la perspectiva existencial y experiencial y el análisis objetivo de la relación sintomática de la(s) sima(s) que hacen la Persona y el Ifa. Este proceso se fundamenta en la objetivación experiencial como mecanismo de manejo de situaciones, variables y síntomas.

Como parte del Proceso de objetivación experiencial se estimula la expresión libre y espontánea de la Persona y se le ayuda a definir su momvi y a manejar lo aspectos de las simas de manera objetiva, dejando a un lado, momentáneamente, los sentimientos y emociones asociados a éstas para luego propiciar la reestructuración cognitiva. También se comenzará a establecer la relación de las simas con el momvi y cómo éstas alteran el equilibrio vida-momento y provocan la disfunción.

Es importante ayudar a la Persona en el análisis sistémico de las variables ecológicas que tienen que ver con sus simas y comenzar a auscultar los Asis y Ases que han tenido que ver con su surgimiento y que pueden ayudar a la remisión de la disfunción. Se explorará además, su filosofía de vida, su visión de mundo y su trasfondo psicosocial, antropológico y espiritual.

Otro aspecto importante del Prodoe es el Análisis experiencial. Se trata de ver el nivel de conciencia, la intensidad e la importancia, la frecuencia y el nivel de impacto de las simas en la Persona. También se auscultará el balance prospectivo de cambio o su disposición para involucrarse en el proceso y manejar sus simas a base de la terapia. Este análisis se hace examinando el nivel de impacto que las simas y síntomas asociados a ella tienen en su momvi y en sus pensamientos, sentimientos, emociones, conductas y comportamiento.

El Proceso de reestructuración cognitiva (Preco) incluye un análisis del momvi en términos de la dimensión experiencial sintomática partiendo del proceso de diferenciación vida-momento y el manejo del mito de la felicidad. Esto redundará en la reubicación cognitiva de los pensamientos, sentimientos, emociones, conductas y comportamiento de la Persona. Además, se auscultará el nivel de impacto real de los síntomas (i.e. en su momvi, en su vida y en sí misma), el nivel de conciencia, la importancia, la frecuencia e intensidad de los síntomas y su balance prospectivo de cambio.

La diferenciación vida-momento consiste del análisis y la visión de la vida como sucesión de momentos motivacionales. Se da atención al hecho de que los sucesos de la existencia son propios del momento motivacional de vida y que no se puede confundir la vida con el momento porque ésta es muy valiosa para hacerla tan simple. Por lo tanto, se enfatiza que el hecho de que el momento motivacional de vida haga crisis de la Persona, no quiere decir que su vida ha hecho crisis.

El otro aspecto del Preco tiene que ver con la ubicación existencial de la Persona, su reubicación vida-momento, su compromiso para el cambio y el manejo de la reafirmación valorativa conductual. En este análisis se parte también de la diferenciación vida-momento y el manejo del mito de la felicidad. En este proceso se da atención especial a su ubicación existencial como ser psicosocial, filosófico, antropológico y espiritual mediante la acción prospectiva mental y el uso proactivo de la capacidad racional optativa, la reubicación de los componentes del momvi, de sus síntomas y de sí misma partiendo de los procesos de objetivación experiencial (Prodoe) y la reestructuración cognitiva (Preco) que han de sentar las bases para el cambio y la remisión de su disfunción.

El tercer componente de la Etapa de trabajo e implantación de opciones corresponde al Proceso optativo (Pop). En este se trabaja en la reafirmación valorativa conductual mediante el manejo proactivo de la capacidad racional optativa y la acción prospectiva mental, se identifican, analizan y seleccionan opciones para el proceso de ayuda, se negocia un plan de intervención y se establece un compromiso optativo entre la Persona, el (la) Ifa y los Asis y Ases, se diseñan estrategias, se determina a quién se interviene y quién habrá de hacerlo y se fijan responsabilidades por la implantación de opciones.

La fase siguiente de la terapia corresponde a la Etapa de evaluación. En Temomvi se evalúa de manera formativa y sumativa teniendo como criterio que cada sesión de intervención terapéutica corresponde a un nuevo momvi que procede del anterior y que sirve de base al siguiente. El foco de la intervención, por lo tanto, debe ser: *¿De dónde vengo?, ¿Dónde estoy?, ¿Adónde voy?* (visión tridimensional de la existencia). La evaluación comprende examinar el nivel de logros en términos del compromiso optativo y determinar el nivel de objetivación experiencial y de reestructuración cognitiva alcanzados.

El nivel de objetivación experiencial corresponde al estado alcanzado por la Persona respecto a la capacidad y el significado que le adscribe a las simas que está manejando, específicamente en cuanto al efecto que tienen en la desarticulación de su equilibrio vida-momento y en la disfunción. Se entiende que ésta ha alcanzado un nivel satisfactorio de objetivación experiencial cuando siente y ve las simas con tal objetividad que las considera un hecho consumado en su vida que no tiene la fuerza necesaria para alterar su equilibrio vida-momento porque, gracias al proceso de ayuda, han perdido la capacidad determinativa conductual y han dejado de formar parte de la dimensión rotacional de su ser y su existencia.

Por último, se evaluará el nivel de logro alcanzado como parte del Proceso optativo. En esta evaluación se analiza el manejo proactivo de la capacidad racional optativa, el uso de la acción prospectiva mental para evitar el sufrimiento en *lay away,* la revisión del momvi, el análisis del compromiso optativo hecho, la objetivación experiencial lograda, la reestructuración cognitiva alcanzada y la renegociación de opciones.

Los hallazgos de la evaluación determinarán la continuación del proceso a nivel de intervención o el desarrollo de un plan de consolidación basado en la aplicación del modelo por parte de la Persona y de los Agentes sistémicos complementarios (redes de apoyo) en forma independiente y la promoción del mismo mediante su aplicación en la intervención de sistemas y en el desarrollo de redes de apoyo.

La última fase de la terapia corresponde a la Etapa de consolidación y divulgación. En esta etapa se examinan los logros alcanzados y los aprendizajes logrados y se enfatiza en la importancia de compartir lo aprendido. También se enfatiza el fortalecimiento de las redes de apoyo en términos de los Asis y Ases. Se espera que el rol de maestro desempeñado por el Ifa se haga evidente en la capacidad de la Persona para manejar por sí misma el modelo y poder trasmitir sus conocimientos del mismo a otras personas. Como resultado final la terapia debe traducirse en la adopción de un estilo de vida en el cual el manejo de su vida como sucesión de momentos motivacionales y de sus simas se da a base de Temomvi.

En la Figura 9 se ilustra, de forma general, cómo debe fluir el proceso de intervención terapéutica desde la perspectiva de la terapia Temomvi. Hay que tener en cuenta que este diagrama se hace con propósitos ilustrativos para describir de forma sistemática cómo se van dando los procesos y los aspectos a tener en cuenta durante el mismo y no como una descripción de cómo ocurre la terapia.

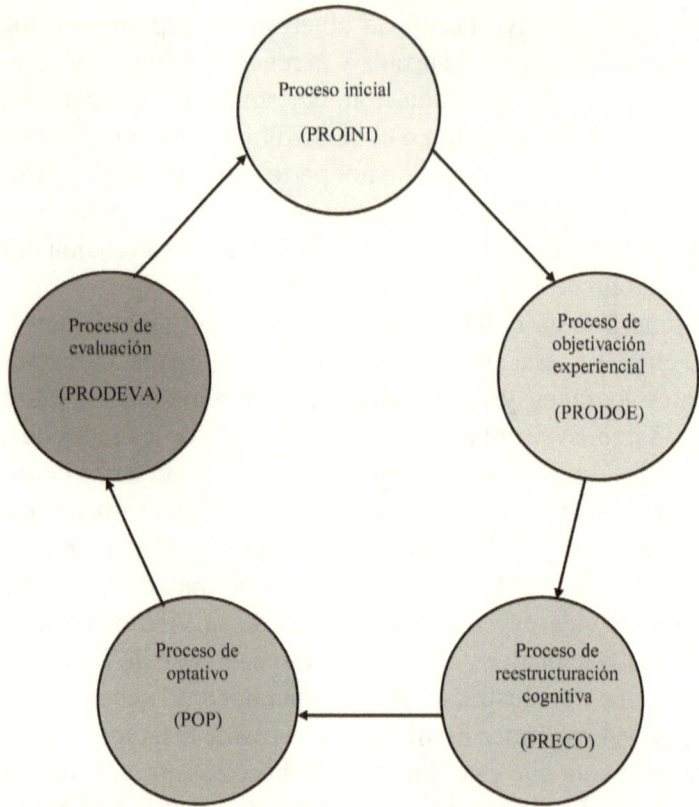

Figura 9. Etapas del proceso de intervención terapéutica de Temomvi

A continuación se describen los procesos mentales y acciones que caracterizan las funciones del Interventor formal de ayuda, la Persona y los Agentes sistémicos durante la terapia en cada una de las etapas.

El Proceso inicial (Proini)

En el Proceso inicial (Proini) de Temomvi se trata de crear las condiciones para que la Persona sienta que puede confiar y que descubra cuan conveniente es compartir y manejar la situación motivacional de ayuda con un profesional (Figura 10). El Proini incluye en, primer término, el desarrollo de empatía y de una atmósfera de confianza.

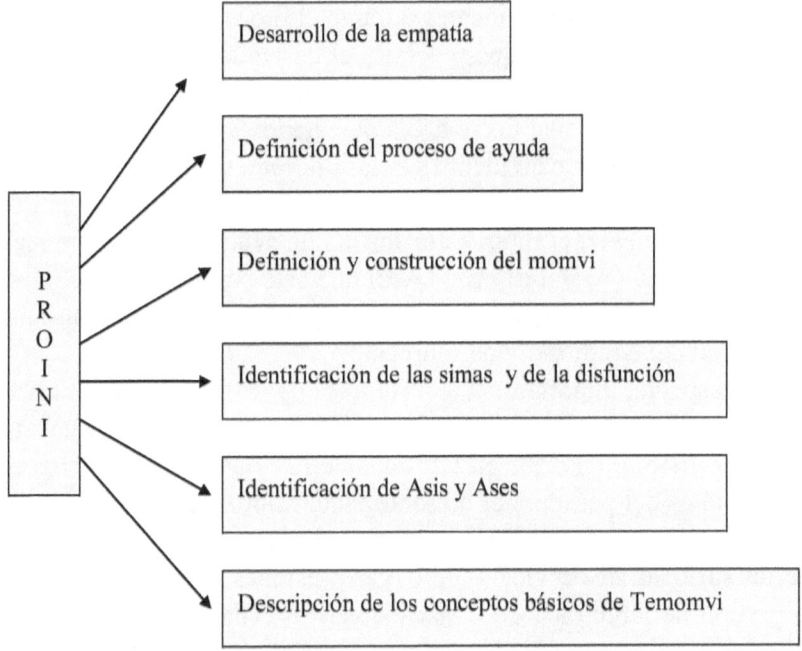

Figura 10 Proceso inicial (Proini) de Temomvi

La Persona necesita, ante todo, que se le entienda y se le comunique ese entendimiento. Debe ver que el (los) interventor (es) de ayuda desean genuinamente poder experienciar lo que está sintiendo al momento de buscar ayuda. Es necesario dejarle saber que se está con ella, que se le acepta incondicionalmente como está y que se desea ayudarla a entender y manejar efectivamente su momento motivacional de vida y lo que está experienciando. De eso se trata la empatía.

Tras el desarrollo de la empatía, se procede a definir e identificar las situaciones motivacionales de ayuda (simas) y la disfunción. Las simas corresponden al conjunto de situaciones o razones por las cuales la persona busca ayuda o es referida. Es importante recordar que la sima planteada al inicio del proceso es vista por ésta como la causante de que no pueda llegar a ser como quiere ser ni sentirse como quiere sentirse, y lo que provoca, por lo tanto, su insatisfacción y su búsqueda de ayuda. Desde el punto de vista del Ifa, estas se ven como las causantes del desequilibrio vida-momento y por ende, de la disfunción.

La Persona, por lo regular, plantea una sima inicial. Sin embargo, esa sima, generalmente, se descompone en otras simas que requieren atención particular y que se hacen evidentes durante el proceso. La sima por la que busca ayuda parece ser la que precipita el desequilibrio vida-momento y provoca la disfunción. Puede ocurrir, no obstante, que se descubra que no es ésta y sí otra de la cual no se había percatado. Es por esto que hay que mantenerse muy alerta para identificar las diferentes simas y sus efectos en el equilibrio vida-momento. Es importante notar que la sima no la define la Persona solamente; el Interventor formal de ayuda (Ifa) o algún Agente sistémico interno (Asi) o externo (Ase) que esté participando del proceso puede detectar una sima que ella no haya identificado, como la causante de la alteración del equilibrio vida-momento.

Otro aspecto importante del Proini es la definición y descripción preliminar del momento motivacional de vida (momvi) en que se encuentra la Persona. Este se describe en términos de la convergencia de elementos experienciales del pasado, del presente y del futuro (reales o imaginarios) vinculados a la confusión vida-momento. La construcción del momvi a base de su historial de vida y de sus expresiones durante el proceso es una gestión de largo alcance e inacabable. En cada sesión se modifica y reconstruye su momvi. Es por esto que, aunque se inicia en esta etapa, continua durante todo el proceso.

Se recomienda que, a medida que el Ifa vaya identificando componentes del momvi, los incorpore al proceso y vaya discutiendo su pertinencia con la Persona en términos de las simas, del concepto sistémico del Yo y de la disfunción. De igual manera deben eliminarse y hacerle consciente de aquellos elementos del momvi que vayan perdiendo su capacidad determinativa conductual.

El Proceso inicial continúa con la descripción de los conceptos básicos de Temomvi, dando énfasis a tres de sus componentes principales vinculados a las simas. Los componentes son: (a) la diferenciación vida-momento, (b) el sufrimiento anticipado a cuentagotas vs. la acción prospectiva mental y (c) la utilización proactiva de la capacidad racional optativa para la superación (producción de un *up* o construcción de la montaña) en lugar de la derrota (producción de un *down* o construcción de un hoyo). Es durante este proceso que se comienza a introducir y manejar el concepto vida y su diferencia respecto al momvi y a ayudar a la Persona a entender que el hecho de que su momento haya hecho crisis, no significa que su vida ha hecho crisis. Se enfatiza que la sensación de inadecuación que tiene se debe a la confusión vida-momento, a la utilización de su capacidad racional optativa para la derrota, al sufrimiento en *lay away* y al efecto de los sistemas sobre su autoconcepto y su momvi.

Los otros aspectos del Proini corresponden a la creación de las condiciones propiciatorias del proceso de ayuda y a la descripción en términos generales de los demás aspectos de Temomvi aplicables a su situación particular.

El Proceso de objetivación experiencial (Prodoe)

El Proceso de objetivación experiencial (Prodoe) sigue al Proceso inicial (Proini). El mismo consta del análisis del momvi en términos del Componente existencial, la Relación sintomática y el Componente experiencial mediante el manejo del mito de la felicidad, el sufrimiento en *lay away* y la reafirmación valorativa conductual (Figura 11).

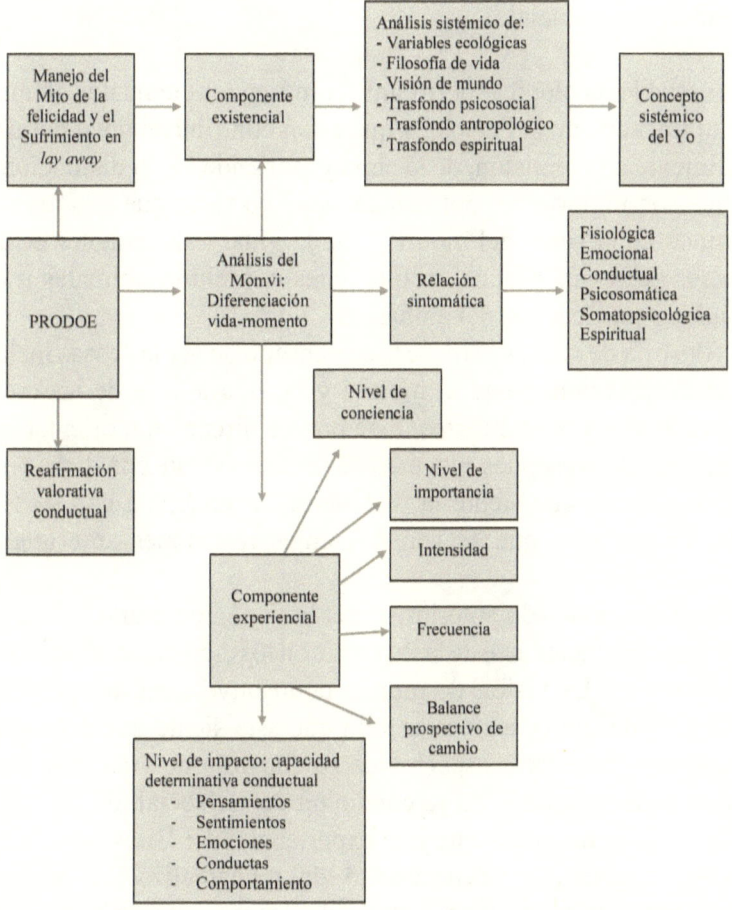

Figura 11. Proceso de objetivación experiencial (Prodoe) de Temomvi

El análisis del Componente existencial del momvi se da en términos del análisis sistémico de las variables ecológicas, la filosofía de vida, la visión de mundo, el trasfondo psicosocial, antropológico y espiritual de la Persona. Mediante este análisis se tratará de responder, entre otras, a las siguientes interrogantes: a) ¿Qué aspectos del ambiente están afectando a la Persona?, b) ¿Cuáles de éstos constituyen sistemas relevantes para su vida?, c) ¿Hasta cuáles de estos se pueden proyectar sus síntomas?, d) ¿Cuáles son las ideas filosóficas que permean su existencia?, e) ¿Cuál es su visión de mundo o forma de relacionarse con la naturaleza, las circunstancias, consigo mismo y los demás?, f) ¿Cuál es su ubicación y trayectoria cultural/subcultural? y g) ¿Cuál es su perfil psicosocial? Como es lógico pensar, este análisis no se logra en una sola sesión, sino que se va dando durante todo el proceso. Las respuestas a estas interrogantes estarán regidas por el proceso de objetivación experiencial.

Las variables ecológicas del momvi comprenden elementos del ambiente que están impactando la Persona y que están contribuyendo al desarrollo y, eventualmente a la remisión, de la sima y, por ende, de la disfunción. Estos elementos son importantes por el significado o valor que ésta les adscribe en términos de la sima, del momvi y de la vida. Las variables ecológicas pueden ser personas, grupos, instituciones e, incluso, animales u objetos inanimados significativos del ambiente.

La filosofía de vida es la manera de pensar o de ver las cosas incluyendo la forma de reaccionar ante el momvi y la vida a base de las creencias, valores, actitudes y sentimientos. Ésta provee dirección u orientación a las acciones de la Persona pues ésta trata de ser consistente con dicha filosofía. La intensidad con que siente la disfunción se relaciona con su filosofía de vida. Es por esto que se ven diferentes reacciones ante una misma situación.

Como se ha indicado anteriormente, la visión de mundo tiene que ver con la forma de relacionarse de la Persona con los elementos circunstanciales de su existencia. La visión de mundo contribuye a hacer operacional la filosofía de vida. En ocasiones se verá que ésta siente que debe revisar y, eventualmente, modificar aspectos de su filosofía de vida y de su visión de mundo como resultado de su condición de ser social, de los efectos de los sistemas y de las simas que está experienciando. Estas modificaciones responden, también, a su necesidad de autorrealización mediante la satisfacción de sus necesidades básicas de llegar a ser como quiere ser... y poder sentirse como quiere sentirse...

Con el concepto trasfondo psicosocial se hace referencia al caudal experiencial acumulado como parte del proceso de crecimiento, las paradas existenciales trascendentales y el perfil social y psicológico de la Persona. Todos estos aspectos son de especial relevancia para el entendimiento y manejo de la sima y de la disfunción. Muchas de las reacciones y de los significados que ésta le adjudica a los elementos de la misma, se deben a las experiencias de naturaleza psicosocial vividas y asimiladas. Como es de suponer, desarrollar su trasfondo social es una tarea ardua que toma tiempo por lo que no se limita a una sesión particular sino a todo el proceso. No obstante, debe iniciarse en esta etapa de forma sistemática. Los Asis y Ases cumplen una función importante en el desarrollo del mismo.

El trasfondo antropológico (étnico y cultural) tiene que ver con el significado y el efecto que tiene en la Persona su condición de ser cultural. Se trata de ver cual es el caudal de experiencias que como ser cultural ha acumulado. Se debe explorar las respuesta a interrogantes como las siguientes: a) ¿Qué elementos de su etnicidad son relevantes a la sima y al proceso? b) ¿Cuán ubicada y definida está la Persona respecto a su origen étnico y a su condición cultural/subcultural? c)¿Qué importancia adscribe a su cultura y a su grupo social? d) ¿Qué experiencias positivas o negativas asociadas a su origen étnico y su ubicación cultural ha vivido? e) ¿Cómo las ha manejado? f) ¿Qué poder, influencia o autoridad adscribe a los componentes de su cultura que constituyen fuentes de poder político, social y cultural? g) ¿Cuan libre se siente? h) ¿Cuan consciente está del valor de su dignidad como ser humano? etc.

Es importante recalcar que la cultura desempeña una función básica en la determinación de la personalidad, y por ende, de la disfunción, y que el concepto de normalidad es relativo a la cultura. Hay que recordar, también, que la familia como institución social primaria de transmisión cultural, sólo trasmite aquella parte de la cultura que es relevante a su grupo social y subcultural. Por eso la necesidad e importancia de incorporar Asis y Ases al proceso de ayuda.

El análisis de la relación sintomática se dará en términos de la forma en que los síntomas se hacen evidentes en la Persona. Este incluye la relación de las diferentes manifestaciones físicas, conductuales y emocionales de ésta ante las simas y su momvi. Los niveles de impacto a examinarse serán el nivel fisiológico, el emocional, el psicosomático, el somatopsicológico, el conductual y el espiritual. Este análisis demanda del interventor formal de ayuda dedicación al estudio de las diferentes manifestaciones de los síntomas evidentes en la Persona y de los que se infieren de éstos y de sus reacciones. Supone, además, la utilización de recursos externos en calidad de redes de apoyo para ayudar en la identificación, análisis e intervención de los mismos. En este proceso, aunque se identifican y analizan las emociones y sentimientos vinculados a la sima, no se profundiza en sus implicaciones o consecuencias. Mas bien, se ayuda a la Persona a objetivarlas, dejándolas por el momento a un lado. Es importante ayudarla a visualizar sus síntomas como lógicamente esperados como resultados de su momvi y como consecuencia de la confusión vida-momento o disfunción.

La relación sintomática fisiológica incluye manifestaciones orgánicas que la Persona presenta como resultado o coincidentes con su sima y su momvi. En ésta se auscultan síntomas tales como dolores, malestares, alteración de los procesos fisiológicos básicos, etc.

En el análisis de los síntomas psicosomáticos se trata de ver cuáles de estos se asocian a un mecanismo de conversión. ¿Hay razones para pensar que los síntomas físicos son manifestaciones o producto de estados emocionales manifiestos o latentes particulares? La somatización es un proceso reconocido que se vincula a la disfunción. Hay que ayudar a la Persona a identificar cuándo un cambio en su estado de ánimo provoca síntomas físicos. De igual manera hay que ver si se da el proceso inverso. O sea, si convierte síntomas físicos en emocionales (reacción somatopsicológica).

Otro aspecto a explorar es la relación sintomática emocional o el efecto que la sima tiene en su vida afectiva, psíquica y sentimental. ¿Cómo se alteran sus afectos?; ¿sus sentimientos?; ¿su nivel de tolerancia?; ¿sus estados de ánimo?, etc. Todos estos aspectos hay que explorarlos tratando de evitar, en todo momento, que predominen en el análisis, las reacciones sentimentales. Es importante tener en mente que el propósito o la meta de esta etapa es la objetivación de la experiencia y de los elementos de la sima y del momvi lo que supone dejar a un lado momentáneamente los sentimientos y emociones, particularmente los autodestructivos.

Las reacciones conductuales o respuestas específicas a los estímulos del ambiente y que se relacionan con la sima y el momvi son también analizadas en esta etapa. Se da prioridad a las que preocupan a la Persona, al Ifa ó a los Agentes sistémicos incorporados al proceso.

Un aspecto importante, y que tradicionalmente no se incorpora en los procesos de ayuda, es la relación sintomática espiritual. Siendo la espiritualidad un elemento cultural universal que puede manifestarse en acciones individuales, rituales o religiosas, es necesario incorporarla al análisis sistemático y sistémico de la disfunción. ¿ Cuál es y cómo se ha visto afectada la visión de sí misma como ser espiritual? ¿Cómo se ha visto afectada su paz interior? ¿Qué lugar ocupa el amor al prójimo y a sí misma en su vida? ¿Qué lugar de su vida ocupa el bien común? ¿Qué valor adscribe a la naturaleza, a los valores y derechos básicos humanos? ¿Existe alguna relación con un Ser Supremo?¿Cómo se ha alterado dicha relación, si es que la tiene? ¿Cómo se ha alterado su fe y la práctica de ella? ¿Qué función desempeña su religiosidad o falta de ésta en el desarrollo y remisión de la disfunción? ¿Qué poder le adscribe al Ser Supremo en el surgimiento o remisión de las simas y la disfunción? Estas son ejemplos de preguntas o aspectos de la Persona que hay que explorar durante el proceso.

La espiritualidad es una característica inherente al ser humano. Cuando la Persona ve amenazada la sucesión de momentos motivacionales que le quedan por vivir ya sea por razones asociadas a eventos fortuitos, de salud o de otra índole, una de las formas que utiliza para restablecerse es buscando refugio en explicaciones o soluciones que trascienden su propia capacidad de manejo y la de las personas o sistemas que le son relevantes. El único sistema al que le queda por recurrir cuando siente que nada ni nadie puede ayudarle, es Dios o el concepto que tenga de un Ser Supremo. Es común, incluso, que entre a la terapia con la idea en mente de que la sima que le aqueja es propiciada por Dios como parte del plan de vida que tiene designado para ella. O, preguntándose cómo es posible que Dios permita que viva lo que está viviendo. También es posible que piense lo contrario: que solo Dios puede sacarla del hoyo en que se encuentra.

La historia de la humanidad testimonia esta tendencia ya que en todas las cultura se recurre a Dios o a ese Ser Supremo para la solución de los problemas que no están a su alcance manejar. Esto ha dado origen a diferentes prácticas religiosas y a un gran número de formas de recurrir a la ayuda de un Ser Supremo.

¿Cómo se concibe la espiritualidad en Temomvi? Hay diferentes maneras de abordar esta pregunta. Sin embargo hay que abordarla desde la perspectiva terapéutica. En Temomvi se centra la atención en ver la espiritualidad como la parte del ser humano que propicia en la Persona la búsqueda interior de sus capacidades y atributos más sublimes o elevados los cuales permitirán o propiciarán una vida fundamentada en el buen obrar, el bien común y la superación personal basada en el amor al prójimo y a sí misma. El medio para el logro de esta vida se centra en su relación con un Ser Supremo desde el punto de vista religioso (o una fuerza superior en el caso de los no creyentes en Dios), y en el convencimiento de que, aparte de ser un ser corporal con una capacidad racional o pensante, la Persona es algo más, llámese alma o espíritu, o una trilogía basada en cuerpo, alma y espíritu.

La presencia de ese Ser Supremo en su vida supone el reconocimiento de que ella, por sí misma, no es capaz de lidiar con todas las situaciones motivacionales de ayuda que debe enfrentar. Por lo tanto, aceptarlo como una realidad en su vida, es un aliciente y un apoyo para ella por lo que se le considera, un Agente sistémico interno ya que ésta recurre regularmente a Él en busca de su ayuda para el manejo de las simas, y especialmente de la disfunción. Se le concibe como un Asi más que un Ase por el hecho de que entre la Persona y el Ser Supremo se establece una relación íntima, afectiva y de confianza plena basada en la fe que ésta deposita en Él.

La relación puede canalizarse a través de una práctica religiosa, sectaria o no, o de forma libre y espontánea, entre ambos. El balance de esa relación será la armonía entre su ser y el mundo y el desarrollo de una paz interior que permitirá a la Persona tener la serenidad para aceptar las cosas que no puede cambiar, valor para cambiar aquellas que puede y la sabiduría necesaria para reconocer la diferencia entre ambas, aspectos estos que se manejan y enfatizan en Temomvi pues se consideran componentes propios de los procesos de objetivación experiencial y de reestructuración cognitiva. El logro máximo de la espiritualidad es la paz interior y la vida fundamentada en el amor al prójimo como a sí mismo.

Por lo anteriormente expuesto, es que se da importancia medular a la incorporación de la espiritualidad en Temomvi de la forma y manera que la Persona la concibe y experiencia.

En el análisis del momvi en términos del componente experiencial se trata de lograr principalmente que la Persona examine con objetividad el nivel de impacto y la conciencia que tiene de los síntomas y variables en su momvi y en el equilibrio vida-momento. Es importante examinar exhaustivamente su relación sintomática para ver cuan consciente está de su presencia y su relación con la sima, la disfunción, el momvi y el concepto sistémico del Yo. Hay que tener presente que ésta centra su atención en la sima y los síntomas que le parecen los causantes de la alteración del equilibrio vida-momento y, a menudo, pierde de vista otras que pueden ser las causantes reales de la disfunción. Se trata, también, de ayudarla a que entienda cuan lógicamente esperados son sus síntomas. En este particular se acepta y reconoce que la persona almacena todo tipo de experiencia vivida. No obstante el nivel de conciencia o accesibilidad a la realidad del momvi varía con cada experiencia. En Temomvi se centra la atención en manejar aquellas que están a nivel consciente y subconsciente. Las experiencias inconscientes sólo son atendidas si surgen de manera espontánea como parte del proceso o si alguna sima las trae al nivel consciente.

En lo que respecta al nivel de impacto de las simas hay que tener presente que éstas afectan la Persona a nivel de pensamientos (i.e. qué piensa respecto a ellos; cómo los ve; cómo los interpreta), sentimientos (i.e. cómo y qué le hacen sentir afectivamente), emociones (i.e. qué reacciones emocionales provocan en ella), conductas (i.e. respuestas específicas a estímulos) y comportamiento (i.e. conjunto de reacciones o patrones conductuales que dan margen para emitir un juicio valorativo o diagnóstico de ésta). Cada una de estos aspectos hay que examinarlo en cada sesión o momvi nuevo. ¿Qué piensa la Persona respecto a las simas y los síntomas que ésta causa? ¿sobre sí misma? ¿sobre su vida? etc. son ejemplos de interrogantes que hay que explorar en detalle. A nivel de sentimientos hay que auscultar qué siente como resultado de la sima y del trastoque de su equilibrio vida-momento, ¿cual es su estado de ánimo?, etc.

En relación con las emociones sentidas, expresadas o contenidas y la conducta manifiesta como respuesta a los síntomas de las simas, el Ifa debe examinarlas cuidadosamente haciendo consciente a la Persona de las mismas para que pueda hacer los ajustes correspondientes y llevar a cabo el proceso de objetivación experiencial y de reestructuración cognitiva que contribuya a la remisión de la disfunción. Igualmente ha de hacerse con el comportamiento, que es el patrón generalizado de respuestas que en gran medida la definen.

Otro aspecto que se examina como parte de este componente, es la frecuencia de los síntomas. Esto es importante para determinar cuan en control está la Persona de las simas. En la medida que los síntomas aparezcan en su momvi, es de esperarse que tenga menos control de las mismas. Según progresa el proceso de ayuda se espera que la frecuencia de los síntomas disminuya. Lo mismo debe ocurrir con la intensidad de los síntomas y el nivel de importancia que da a cada uno de ellos. Tanto la intensidad como la importancia debe ir disminuyendo a medida que se va dando la terapia.

El balance prospectivo de cambio es otro de los aspectos importantes de este componente. Se trata de auscultar la capacidad que tiene la Persona para comprometerse en acciones proactivas, para producir cambios en su momvi y para visualizar la terapia como relevante y pertinente para el manejo de las simas y la remisión de la disfunción. Tiene que ver también con su disposición para el cambio y para comprometerse con el proceso optativo. En este caso se trata de ayudarla a ubicarse en una perspectiva realista para el manejo de sus simas y de auscultar los recursos personales y el apoyo con que cuenta para lograrlo.

Como se verá, este componente es similar al que se maneja en la etapa subsiguiente, Preco, pero el énfasis es diferente. Mientras que aquí se trata de ver el efecto que tienen los síntomas y variables en el equilibrio vida-momento, en el Preco se tratará de cambiar la manera de ver los elementos de este componente mediante la sustitución de pensamientos y acciones negativas por positivas y la reubicación sintomática en su justa perspectiva experiencial y existencial. En ambos procesos se tiene en cuenta constantemente la diferenciación vida-momento.

Hay que recordar que el aspecto más importante en el análisis del momvi durante esta etapa es la objetivación experiencial. El material derivado de este proceso debe manejarse en forma objetiva; aislando, momentáneamente, los sentimientos y emociones que la Persona ha experienciado, está experienciando e intuye, imagina o sabe que ha de experienciar como resultado de la sima y de la disfunción. Las destrezas de análisis y estrategias de intervención las enseña y modela el Ifa a la Persona, los Asis y Ases significativos incorporados al proceso. Este proceso de objetivación es la antesala al Proceso de reestructuración cognitiva (Preco) subsiguiente.

El proceso de reestructuración cognitiva (Preco)

El Proceso de reestructuración cognitiva (Preco) consiste de dos aspectos básicos. A saber: la reestructuración del momvi y la reestructuración de la Persona (Figura 12). La reestructuración del momvi se da mediante el uso de la diferenciación vida-momento a base en el manejo del mito de la felicidad y la utilización de la acción prospectiva mental. El Ifa tiene que lograr que la Persona se desvincule de este mito y que comience a hacer uso efectivo de la acción prospectiva mental para activar los elementos del momvi que tengan la capacidad determinativa conductual necesaria para reestablecer el equilibrio vida-momento.

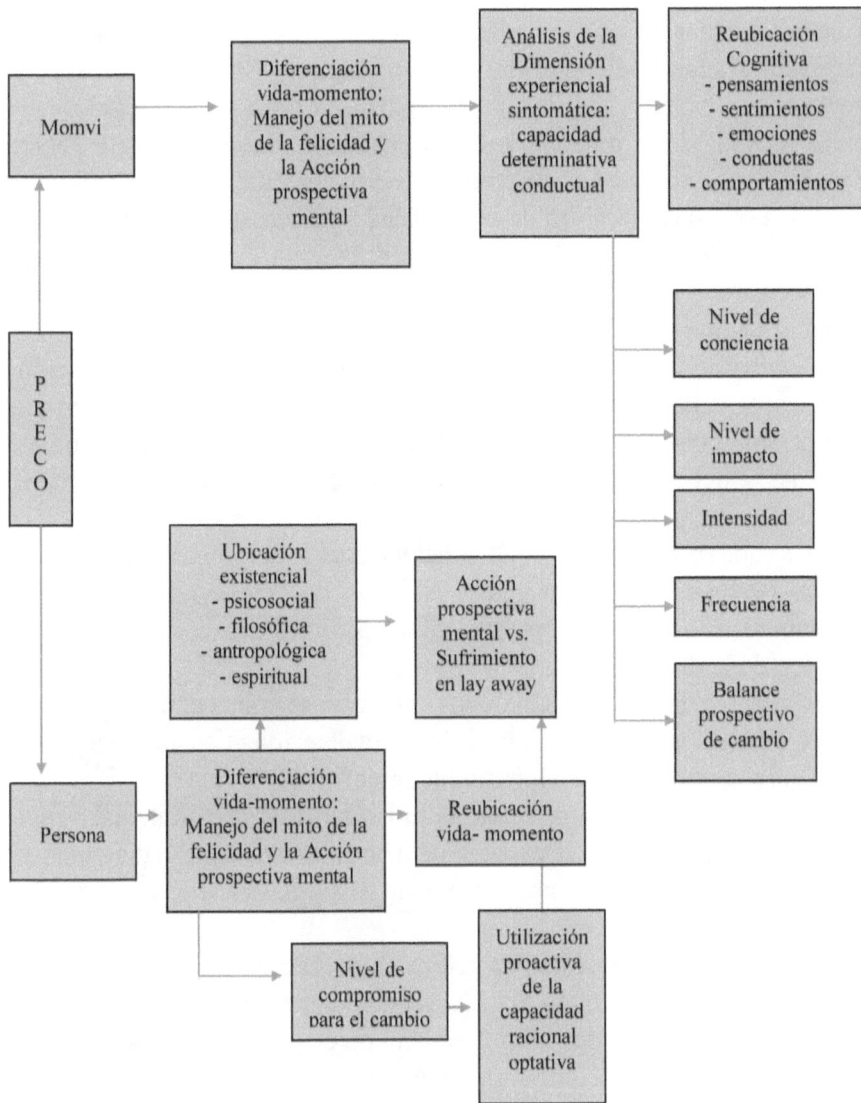

Figura 12. Proceso de reestructuración cognitiva (Preco) de Temomvi

La reestructuración cognitiva del momvi se enfoca en la dimensión experiencial sintomática especialmente en disminuir o eliminar la capacidad determinativa conductual de las simas que afectan la Persona. Se trata de que logre la reubicación de sus pensamientos, sentimientos, emociones, conducta y comportamiento mediante el proceso de objetivación experiencial (Prodoe) y guiada por los principios de la diferenciación vida-momento, la utilización proactiva de la capacidad racional optativa para la superación, la neutralización de la capacidad determinativa conductual de las simas que están alterando el equilibrio vida-momento y la acción prospectiva mental.

El análisis de la dimensión experiencial se centra en que la Persona entienda el efecto que ha tenido en su vida y en su modo de ser y actuar la crianza basada en el mito de la felicidad y la necesidad de modificar su modo de ser y actual fundamentado en el mismo. Con esto en mente, el Ifa la ayudará a reubicar sus ideas, pensamientos y acciones. Esto aplica, también, al nivel de conciencia, al nivel de importancia, a la frecuencia e intensidad de los síntomas y al balance prospectivo de modificación o cambio que debe lograr. La Persona debe tomar conciencia de cómo se hace presente el mito de la felicidad cuando maneja la sintomatología de las simas y del momvi utilizando su capacidad racional optativa para la derrota.

En lo que respecta al nivel de conciencia, el Preco consiste en propiciar que la Persona haga consciente aspectos del momvi con capacidad determinativa conductual para determinar si contribuye a causar o lograr la remisión de la disfunción.

En cuanto a la importancia de los síntomas, se aplica el mismo criterio: ¿A qué elementos del momvi con capacidad determinativa conductual se le está dando la importancia debida o indebida?

Respecto a la frecuencia de los síntomas, hay que auscultar cuál o cuáles elementos del momvi con capacidad determinativa conductual recurren en el manejo de las simas contribuyendo al surgimiento o remisión de la disfunción.

La intensidad de los síntomas determinará el peso o valor que la Persona adscriba a un elemento dado del momvi con dicha capacidad.

La determinación de cuan frecuentemente se dan los síntomas es también importante así como saber con qué intensidad éstos se sienten. De hecho durante el proceso es posible cuantificar los síntomas y monitorear su intensidad utilizando gradaciones. Esta cuantificación es útil porque permite que la Persona pueda ver por sí misma cómo se van dando los cambios en los efectos de las simas sobre su equilibrio vida-momento. Esto permite ilustrar gráficamente los cambios en la sintomatología y propicia la cuantificación de resultados y las investigaciones empíricas (Figura 16).

La reestructuración de la Persona se da en términos de su ubicación existencial, de la reubicación vida-momento y del nivel de compromiso para el cambio mediante el proceso de diferenciación vida-momento a base del manejo del mito de la felicidad y el uso de la acción prospectiva mental lo que supone evitar el sufrimiento en *lay away*. Además se enfatiza la utilización proactiva de la capacidad racional para la superación o la construcción de la montaña.

La experiencia en la aplicación del modelo ha demostrado que los Procesos de objetivación experiencial y de reestructuración cognitiva en ocasiones se dan a la par. A medida que se va objetivando la experiencia, la Persona va tomando conciencia de la necesidad de reubicar lo que está experienciando en una dimensión más racional y justa a base de la diferenciación vida-momento, la acción prospectiva mental y de la utilización efectiva de la capacidad racional optativa que va logrando. Por lo tanto, no deben verse estos procesos como entidades aislada e independientes.

En lo que respecta al nivel de conciencia en Temomvi se acepta que las experiencias se almacenan a nivel consciente, subconsciente e inconsciente. No obstante, al hacer el análisis de la relación sintomática se buscarán síntomas que puedan existir en los dos primeros niveles. Se insistirá por lo tanto, en que la Persona maneje conscientemente los elementos del momvi que tienen capacidad determinativa conductual para determinar si contribuyen al surgimiento o a la remisión de la disfunción.

El balance prospectivo de cambio se refiere a la disposición y actitud de la Persona para modificar aspectos de su vida y su momento independientemente del efecto que las simas y la disfunción tengan en ella. Es importante auscultar este balance por el hecho de que ésta tiende a perder perspectiva de su futuro por lo que hay que ayudarle a que descubra que puede cambiar y que aun en medio de la disfunción hay formas y recursos para lograrlo. Esa disposición de cambio de la Persona debe examinarse no sólo en términos de las acciones y opciones que está dispuesta a poner en práctica, sino también en cuanto a la fe o confianza que tiene en sí misma, en el Ifa, los Agentes sistémicos y en la terapia.

La reestructuración de la Persona se hará a base de su ubicación existencial desde la perspectiva psicosocial, filosófica, antropológica y espiritual. Como parte del proceso se espera que la Persona surja con una nueva visión de sí misma (modificada o reafirmada) como ser social, que haya revisado, ya sea para modificar o fortalecer, su filosofía de vida y su visión de mundo, que pueda verse de forma más adecuada como ser cultural y que pueda hacer uso de los recursos espirituales con los que cuenta y haya identificado durante el proceso.

El proceso de reestructuración cognitiva incluye, además, un examen de la disposición para el cambio o reestructuración de su momvi y de sí misma. Toda persona que busca ayuda debe estar dispuesta a cambiar. La resistencia al proceso debe manejarse según se perciba y sólo cuando el Ifa se dé cuenta de que está dispuesta a intentar un cambio y manejar sus simas y su disfunción, podrá continuarse con la terapia. Se espera, pues, en esta etapa lograr un compromiso concreto preliminar para focalizar la dirección de la intervención terapéutica.

Para lograr la reestructuración cognitiva hay que continuar enfatizando la objetivación experiencial, la diferenciación vida-momento, manejar constantemente los efectos de la crianza basada en el mito de la felicidad, el uso constante de la acción prospectiva mental y la reafirmación valorativa conductual. Estas son las herramientas que propiciarán la ubicación existencial adecuada, la reubicación vida-momento y un firme compromiso para el cambio.

En términos generales, en esta etapa se trata de que la Persona pueda identificar efectos específicos de las simas según han sido planteadas en el proceso y que visualice la necesidad de buscar opciones de intervención para poder manejar su momvi y enfrentar efectivamente el siguiente componente de la terapia que corresponde a la dimensión optativa. Esto redundará en que se reubique en su momvi a base del análisis objetivo que ha hecho durante el proceso, ayudándola a reestructurarse a sí misma y a su momvi desde una perspectiva más racional y objetiva.

El Proceso optativo (Pop)

El Proceso optativo (Pop) se caracteriza por el manejo adecuado de la capacidad racional optativa, la acción prospectiva mental y la reafirmación valorativa conductual. El punto central de la etapa es la identificación de opciones adecuadas y proactivas de manejo para lograr la ubicación de los aspectos de las simas en la justa perspectiva de su momvi, su concepto sistémico del Yo y su aspiración de satisfacer sus necesidades básicas de vida para mantener su equilibrio vida-momento. Las herramientas con las cuales se manejan los procesos de la etapa son: la reafirmación valorativa conductual, la identificación de opciones, la acción prospectiva mental, el plan de intervención negociado y el compromiso optativo (Figura 13).

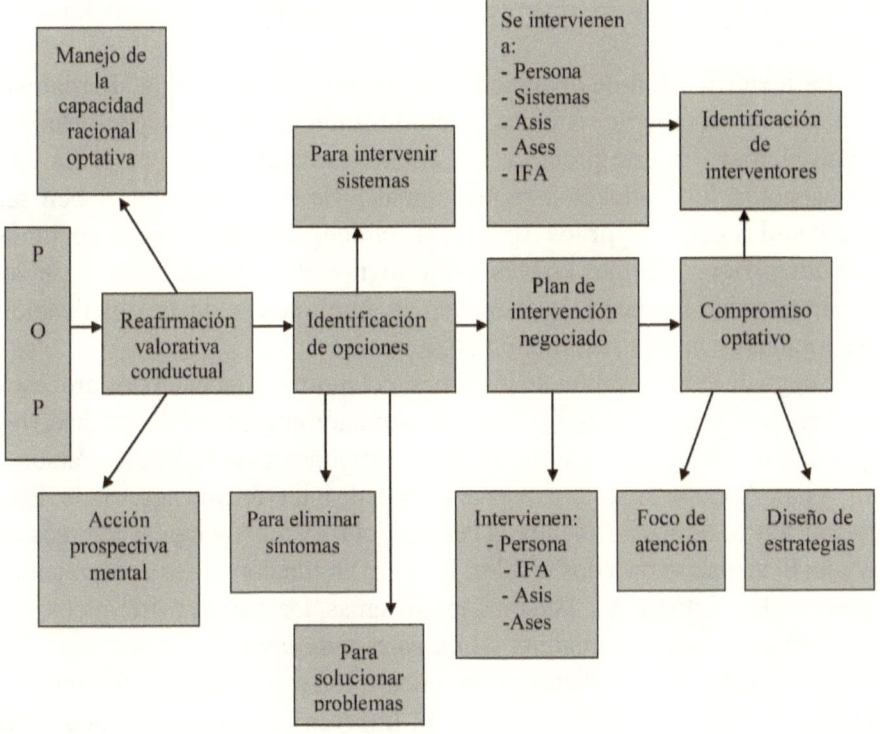

Figura 13. El proceso optativo (Pop) de Temomvi

A medida que se va llevando a cabo el Proceso optativo tanto el Ifa, como los Agentes sistémicos y la Persona misma tienen que tener en cuenta que los procesos de objetivación experiencial y de reestructuración cognitiva tienen que caracterizar cada una de sus acciones. El componente de la reafirmación valorativa conductual tiene que ver con el fortalecimiento de la Persona en aquellas áreas en las cuales ha sido efectiva de acuerdo con el análisis que ella, el Ifa y los agentes sistémicos hacen de su funcionamiento previo y durante el proceso de ayuda. Esto es necesario para que pueda darse cuenta de que tiene recursos y que si ha llegado hasta este punto en el cual ha iniciado un proceso de ayuda es porque con estos impidió que los efectos de las simas fueran más devastadores para su momvi y su vida de lo que pudieron ser.

El manejo adecuado de la capacidad racional optativa, la reafirmación valorativa conductual, mediante el uso del refuerzo y la acción prospectiva mental son las técnicas principales a utilizarse en este componente de la terapia junto con la objetivación experiencial y la reestructuración cognitiva.

La identificación de opciones se centra en la búsqueda de alternativas para la intervención de sistemas, la eliminación de síntomas y la solución de problemas. En este proceso, la Persona es confrontada por el Ifa con los aspectos de la situación motivacional y de su momvi que deben ser intervenidos por él y por los Agentes sistémicos de ayuda con las opciones que identifiquen como viables para lograr el restablecimiento de su equilibrio vida-momento enfatizando la importancia de la objetivación experiencial y la reestructuración cognitiva.

Luego de haber examinado las simas y el momvi, manejado los procesos de objetivación experiencial y de reestructuración cognitiva e identificado las opciones de manejo para cada uno de los componentes del proceso (Persona, Ifa, Asis y Ases) se procede a diseñar el Plan de intervención negociado. Este es el producto de acuerdos entre la Persona, el Ifa y los Agentes sistémicos de ayuda. Este plan se da a dos niveles. Primero en función de los componentes intervenidos. Estos son la Persona, los sistemas, los Agentes sistémicos y el Ifa. Esto responde a la pregunta *¿A quién se interviene?*

El segundo nivel del Plan de intervención corresponde a los interventores de ayuda. Estos incluyen la Persona, el Interventor formal de ayuda y los Agentes sistémicos complementarios. Aquí se trata de responder a la pregunta *¿Quiénes intervienen?*

El proceso de intervención es bidireccional, ya que tanto los componentes intervenidos como los que intervienen deben nutrirse de la retroalimentación mutua para la renegociación de opciones (Figura 10). Esto se hace más evidente durante el proceso de evaluación que se da, tanto a nivel formativo como sumativo.

Tras la identificación y aceptación por parte de la Persona de las opciones de intervención, se procede a hacer un compromiso optativo. Este consiste en asignar las responsabilidades para la implantación de opciones, el establecimiento de prioridades o focalización, el diseño de las estrategias y la asignación de responsabilidades. En este punto del proceso la intervención del Ifa debe ser activa y actuar como líder y maestro. Las prioridades son negociadas entre el Ifa y la Persona. La retroalimentación de los Agentes sistémicos es bienvenida. El foco de atención en cada momvi lo determinarán el Ifa y la Persona luego de examinar los resultados de cada sesión y los resultados del Proceso de evaluación. En lo que respecta a la fijación de responsabilidades, el Ifa se asegurará de que cada uno de los componentes asuma aquéllas que pueda cumplir.

El Proceso de evaluación (Prodeva)

El Proceso de evaluación corresponde al análisis que hacen el Ifa, la Persona y los Agentes sistémicos internos y externos del manejo de las negociaciones y acuerdos llevados a cabo como parte del Proceso optativo. El mismo se dirige a determinar si se han logrado los objetivos y metas del Plan de intervención negociado y si los logros se han dado con el nivel de objetivación experiencial adecuado y la reestructuración cognitiva necesaria. Además, incluye la fijación de responsabilidades y renegociación de acuerdos no cumplidos o atendidos por alguna de las partes (Figura 14).

El Proceso de evaluación (Prodeva) en Temomvi se da a dos niveles. En primer lugar, se evalúa el proceso mediante una revisión constante del momvi. Cada sesión de intervención terapéutica constituye un nuevo momvi a ser intervenido. Éste se evaluará en términos de los cambios o logros alcanzados a base de los procesos básicos del modelo (Prodoe, Preco y Pop).

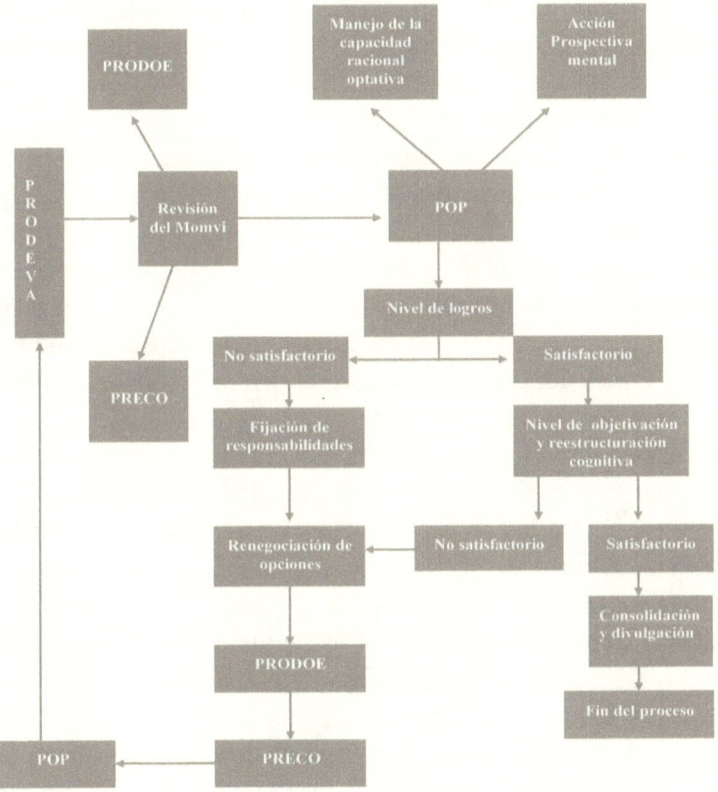

Figura 14. Proceso de evaluación (Prodeva) de Temomvi

El segundo nivel del proceso de evaluación corresponde a la revisión del compromiso optativo. Éste se evaluará a base del logro del manejo de las opciones negociadas. Si el nivel de logros no es satisfactorio, se procede a fijar responsabilidades a los componentes que no han hecho su labor y a la renegociación de opciones y se repiten los procesos del Prodoe, Preco, Pop y Prodeva. Este proceso se repetirá hasta que se haya logrado un nivel de logro y de objetivación experiencial satisfactorio, además de la reestructuración cognitiva requerida. El nivel de logro será satisfactorio en la medida en que se logre la objetivación experiencial y la reestructuración cognitiva que propicie la remisión de la disfunción.

Si el nivel de logro alcanzado es satisfactorio, esto es, si las opciones y estrategias negociadas fueron implantadas por cada uno de los componentes o agentes sistémicos se procede a determinar si se ha logrado la objetivación experiencial y la reestructuración cognitiva necesaria para restablecer la consistencia y coherencia entre su momvi y su vida. Para eso, se evalúa el nivel de objetivación y la reestructuración cognitiva alcanzada, para ver si el proceso continúa en su fase de intervención con la Persona (nivel de objetivación y de reestructuración cognitiva no satisfactorio) o si se dirige hacia la fase de consolidación y divulgación del proceso (nivel de objetivación y de reestructuración cognitiva satisfactorio).

El nivel de objetivación experiencial y la reestructuración cognitiva alcanzada son los criterios más adecuados para determinar la superación de la sima y de la disfunción conductual. Esto significa que hay superación de la sima y de la disfunción sólo en la medida en que los elementos que las forman, pasan a ser hechos consumados de vida o aspectos controlados por la Persona y son reubicados en su justa perspectiva pasando a formar parte de la dimensión traslacional del momvi y del ser. Esto quiere decir que los elementos de la sima y de la disfunción han perdido la capacidad de trastocar el equilibrio vida-momento (capacidad determinativa conductual) debido a que ésta ha desarrollado la capacidad de neutralizar sus efectos con la aplicación de los procesos y el estilo de vida propio de Temomvi. Todo esto será posible gracias a la utilización de dichos principios y procesos, en especial, el logro de la diferenciación vida-momento, el evitar el sufrimiento en *lay away,* el uso de la acción prospectiva mental, la utilización proactiva de la capacidad racional optativa, la objetivación experiencial y la reestructuración cognitiva.

Es importante recalcar que Temomvi no se limita a manejar las simas y la disfunción sino que extrapola sus resultados más allá del escenario en que ocurre la intervención con el Ifa, los Agentes sistémicos y la Persona.

Mediante los procesos que surgen de la terapia el Ifa, con la ayuda de los Agentes sistémicos y la Persona misma, crea las condiciones necesarias para que esta desarrolle un estilo de vida basado en sus principios y postulados. La fase de consolidación deberá redundar en que ésta evidencie conocimiento y dominio de la Terapia al punto que pueda ser efectiva en el manejo de las simas que amenacen su equilibrio vida-momento y servir de modelo a quienes forman parte de su entorno.

Aplicación

Temomvi ha sido utilizado en consejería individual y grupal y en la intervención de organizaciones. A nivel individual se ha aplicado a situaciones relacionadas con aprendizaje de niños (Pérez Franqui, 1992), suicidio en adolescentes (Sanguinetti, 1992), consejería de envejecientes (Ramos, 1993), visión de mundo y contexto sociocultural de estudiantes que presentan el Trastorno por déficit de atención con hiperactividad (Reus, 2003 – estudio fundamentado en el marco conceptual de Temomvi) y más ampliamente en la práctica privada como psicólogo y consejero por el autor del modelo. En todos los casos mencionados se ha evidenciado que el modelo no sólo es aplicable al manejo de las situaciones atendidas, sino que ha producido buenos resultados.

En otro estudio de naturaleza descriptiva se investigó la viabilidad de la aplicación del modelo con niños y niñas talentosos (López, 1994).

Pacheco (1994) desarrolló una disertación doctoral dirigida a explorar la efectividad de la aplicación de Temomvi en consejería grupal en la adaptación de estudiantes universitarios. La investigadora comparó el proceso de consejería tradicional con el proceso de psicoconsejería del modelo. Los resultados demostraron la efectividad de la consejería grupal basada en Temomvi para lidiar con la adaptación a la vida universitaria.

Laguerre (2003) diseñó un modelo de consejería grupal para prevenir el surgimiento de disfunciones sexuales en la edad adulta en féminas adolescentes sobrevivientes de abuso sexual desde la perspectiva de Temomvi.

El modelo Temomvi tiene amplia aplicación en la diversidad de situaciones de vida que día a día amenazan la estabilidad del equilibrio vida-momento de las personas. Hasta el momento no se ha encontrado dificultad alguna para manejar poblaciones particulares a excepción de aquellas que confrontan limitaciones orgánicas o neurológicas mayores.

A nivel organizacional, Ramos Meléndez (1993) utilizó Temomvi para reconceptualizar el programa de consejería de la Universidad de América de Bayamón, P.R. El modelo se aplicó por cuatro años con resultados muy positivos.

Ramos Meléndez (2000) también utilizó Temomvi en el *Proyecto de Educación Sexual y Calidad de Vida en Adolescentes (Pesca-vida)* del Morovis Community Health Center, Inc. como parte del marco conceptual del mismo. Este proyecto preparaba jóvenes líderes en la promoción de calidad de vida y la aplicación de los principios de prevención primaria, análisis de sistemas, desarrollo de redes de apoyo y análisis organización de acuerdo con los principios de la terapia Temomvi.

Temomvi también se utilizó como marco conceptual en el *Proyecto de integración curricular y de consejería La Jaula* (Ramos, Reus & Salichs, 1996) que se implantó en varias escuelas de P. R. y E.U. En este Proyecto se desarrolló una investigación dirigida a estudiar la visión de mundo de los niños y niñas puertorriqueños y su manejo de sentimientos y emociones mediante la utilización del modelo. Además Ramos & Reus (1998 – sin publicar) desarrollaron un estudio sobre visión de mundo y conducta social utilizando Temomvi como marco conceptual.

Actualmente el autor de Temomvi utiliza el modelo en su práctica clínica privada, y en el *Proyecto La Jaula* con el cual se impacta niños y adolescentes de las escuelas públicas del país atendiendo aspectos de la vida como sucesión de momentos motivacionales mediante la lectura de su novela *La Jaula* y la aplicación de algunos de los principios de la terapia expuestos en ésta.

La tercera parte de este trabajo permitirá visualizar, mediante el análisis de una sesión inicial de un caso manejado por el autor de la terapia, cómo se van incorporando e integrando los diferentes procesos, principios y postulados. Además, se apreciarán los procesos mentales que caracterizan el funcionamiento del Interventor formal de ayuda (Ifa) durante la terapia.

Tercera Parte:
Análisis de la sesión inicial de un caso

Análisis de caso

El caso que se presenta a continuación corresponde al de un joven de 21 años de edad universitario que vino voluntariamente a buscar ayuda y accedió a ser grabado para fines de adiestramiento y utilización en futuras publicaciones del modelo Temomvi de forma anónima. Durante la primera sesión se abordaron los aspectos generales de la terapia Temomvi partiendo de la situación motivacional planteada: el rompimiento abrupto de la relación de noviazgo por parte de su novia y las consecuencias de ésta en el equilibrio vida-momento del joven. Todos los nombres y alusiones a personas y lugares han sido alterados para proteger la identidad de las personas aludidas.

Para propósitos de adiestramiento se describe la interacción del Ifa y la Persona, las intervenciones y reacciones de ésta, los procesos de Temomvi, el análisis de los procesos mentales y la naturaleza de las intervenciones hechas por el Ifa.

IFA: Pedro, mientras esperabas me decías que te es difícil comenzar. ¿Qué está pasando? (001)

PERSONA: (Breve silencio) Son tantas cosas que me han pasado que no... En sí, en sí... lo central de este problema es mi relación con otra persona. Y esa persona es mi novia... o la que fue mi novia pues llevábamos una relación casi de tres años pre-comprometidos. (002)

Y resulta que para diciembre el papá sale con cáncer, un cáncer avanzado cosa que no se puede curar: uno de los primeros problemas... (003)

El Ifa de inmediato muestra su interés en el estado de la Persona (001) y en auscultar cuál o cuales son las simas que están trastocando el equilibrio vida-momento al preguntarle qué le está pasando.

Esta es la primera sesión y el primer encuentro entre el Ifa y la Persona. Como puede apreciarse este joven de 21 años está enfrentando una pérdida afectiva debido al rompimiento de su relación de pareja. El Ifa de inmediato muestra su interés en el estado de la Persona (001). Las expresiones:

- *Son tantas cosas que me han pasado y*
- *lo central de este problema es...,*

y más adelante,

- *uno de los primeros problemas..., (002)*
- *Y resulta que para diciembre el papá sale con cáncer... (003)*

dejan ver de inmediato la existencia de múltiples simas lo que ilustra el aspecto de identificación de simas del Proceso inicial de la Terapia (Proini). La presencia de múltiples simas en Temomvi presagia la posibilidad de que el Ifa y la Persona estén manejando varios procesos a un mismo tiempo.

Estos son elementos del momento motivacional de vida (momvi) del joven propios del pasado inmediato que aún conservan la capacidad determinativa conductual aspecto que se ausculta como parte de la definición del momvi y la identificación de simas que forman parte del Proceso inicial del Prodoe y el Preco.

> IFA: *¿Qué edad tenía el padre de ella?*
> PERSONA: *Está vivo.*
> IFA: *¿Que edad tiene?*
> PERSONA: *Cincuenta años*
> IFA: *Una persona joven...*
> PERSONA: *Segundo, el hermano mayor de ella, se casó para diciembre; se casó con su novia... encinta. Todo el mundo esperaba una boda bonita. Yo lo aprecio a él mucho y a la mujer de él. Resulta que en esa boda yo y mi novia fuimos los padrinos pues como fue a la carrera el me pidió que fuera el padrino. Yo acepté. Pero luego descubro que él tiene otra mujer la cual sale también encinta. (004)*

La boda de su cuñado con la novia embarazada, el embarazo de la otra novia del cuñado, el silencio de la novia y los problemas económicos (004) son otros componentes del momvi vinculados al pasado inmediato que, dado la carga emotiva con la que el joven las menciona, tienen capacidad determinativa conductual. Además, dan luz sobre sus valores (trasfondo espiritual) de la Persona. Esto corresponde al planteamiento de las simas propio del Proini y al Trasfondo espiritual explorado como parte del Proceso de objetivación experiencial (Prodoe) de la Terapia. Comenzamos a ver que en Temomvi los procesos de la terapia van dándose simultáneamente y no en forma lineal desde el inicio de la misma.

> PERSONA: *Al yo descubrir eso, descubro que mi novia, la hermana de él, tenía esas dos cosas ocultas. Primeramente lo de la novia que se casó; no me había dicho nada. Me sentí mal porque yo creía que ella tenía la confianza en mí. Pues no fue así, tuve que descubrirlo por mí mismo. (005)*

Cuando el joven indica:

-     *... creía que ella tenía la confianza en mí. (005),*

se observa el primer indicio de confusión vida-momento (disfunción). Que no le informara lo que sucedía no es sinónimo de que no le tuviera confianza. Esta expresión también refleja un aspecto del Trasfondo espiritual (valoración e importancia que da a la confianza y la fe en los demás). Esto corresponde a la identificación de la disfunción (confusión vida-momento) y de aspectos de dicho trasfondo durante el Proini.

> PERSONA: *Lo de la otra pasó lo mismo también. Entonces en ese tipo de relación es difícil aceptar eso porque ahora mismo yo lo que tengo son veintiún años y no estoy acostumbrado a ese tipo de vida. En mi familia me criaron con otros conceptos, otras cosas. Y mi novia se sentía mal, primeramente por lo del papá, segundo por lo que hizo el hermano. (006)*

Las expresiones sobre su tipo de crianza y los sucesos vividos (006) proveen datos sobre su trasfondo psicosocial, su visión de mundo y su espiritualidad, aspectos propios del trasfondo psicosocial y espiritual contenido en el Componente existencial del Prodoe.

> *PERSONA: Tercero, que al hermano irse de la casa, económicamente no entra nada a la casa de ella porque... ni es la casa de ella. Dentro de esa casa vive su tía que es dueña porque es soltera. (007)*

Al indicar que:

- *al irse el hermano de la casa, económicamente no entra nada a la casa de ella...*

deja ver indicios del nivel socioeconómico de ella, y posiblemente de él. (007) Esto forma parte del análisis del trasfondo psicosocial propio del Proceso de objetivación experiencial (Prodoe). (007)

> *IFA: Ella es dueña de la casa...*
> *PERSONA: Resulta que esa tía tiene cuarenta y pico de años y ahora fue que le dio con enamorarse. (008)*

La tía de la joven es un Ase que puede estar contribuyendo al surgimiento de la disfuncional. Al mismo tiempo es una variable bioecológica de las que se identifican y analizan como parte del trasfondo psicosocial del Prodoe. La expresión:

- *... esa tía tiene cuarenta y pico de años y ahora fue que le dio con enamorarse.*

refleja un aspecto relacionado con su visión de mundo y su filosofía de vida, asuntos atendidos como parte del trasfondo psicosocial y espiritual contenido en el Componente existencial del Prodoe y posteriormente del Preco. (008)

> *PERSONA: Entonces ha traído un individuo indeseable que es un tipo de individuo que es un vividor; que es un tipo que siempre está metido allí. (009)*

La presencia de una persona *indeseable* en medio de la relación y en el hogar de su novia es otra sima. Esto también es un elemento del momvi (presente) y forma parte del la definición del momvi y la identificación de simas del Proini. Además evidencia aspectos y choque de valores entre la

Persona y la tía lo que se examinará como parte de su trasfondo psicosocial y espiritual. (009)

> *PERSONA: Es un tipo que su presencia me molesta, le molestaba a mi novia y le molestaba a todos los familiares. Pero como la casa es de ella no se le puede decir nada. Y resulta que el tipo come, se baña allí y lo único que no hace es dormir con la tía de mi novia. (010)*

El hecho de que le moleste que sea vividor, según él, revela aspectos de su visión de mundo, su filosofía de vida y su trasfondo psicosocial (010) aspectos que se examinan como parte del trasfondo psicosocial y espiritual del Componente existencial del Prodoe y posteriormente del Preco.

> *PERSONA: Y eso fue uno de los problemas que... él lleva un año y pico ahí y mi novia tiene una hermana que tiene problemas de la mente. Ahora mismo tiene veinte años y actúa como una niña de doce. No tiene buenas costumbres. Bueno, como una niña. Y todos esos problemas fueron cayendo en mi novia y en mí, supuestamente, porque lo que ella sufría yo lo sufría también. Todo el mundo puede juzgar que éramos uña y carne. (011)*

Otras simas identificadas en el Proini son la presencia de la niña con limitaciones y la falta de trabajo de la novia. Esto es así debido a su expresión:

- *lo que ella sufría yo lo sufría también. Todo el mundo puede juzgar que éramos uña y carne. (011)*

Además muestra solidaridad, aspecto asociado con el trasfondo psicosocial y espiritual del Componente existencial del Prodoe.

> *PERSONA: Otro problema era que ella buscaba trabajo y no lo encontraba. Ella sí deseaba casarse conmigo, tener nuestras cosas... pero mi trabajo ahora mismo no me lo permite porque no soy permanente. (012)*

Lo limitado de sus ingresos y la falta de permanencia en el trabajo, constituyen otras simas y revela aspectos de su trasfondo psicosocial. (012)

> *PERSONA:... y de la noche a la mañana... Con tanto que nos queríamos, me dice de la noche a la mañana que no sabe si me quiere y que se va al otro día para E.U. con un familiar que vive allá afuera. (013)*

Y lo que parece ser la sima principal, el rompimiento y la separación:

> -   *... me dice de la noche a la mañana que no sabe si me quiere*
>   *y que se va al otro día para E.U...*

Eventualmente se cuestionará a la Persona cómo contribuye o dificulta una decisión como ésta a satisfacer sus necesidades humanas básicas de llegar a ser como quiere ser... y poder sentirse como quiere sentirse... y se ilustrará cómo estas acciones pueden causar que se utilice la capacidad racional optativa para la derrota y no para la superación; para meterse en un hoyo y no para construir su montaña, que es un aspecto central del Proceso de reestructuración cognitiva (Preco). (013)

Como puede apreciarse en este análisis de caso los componentes y aspectos procesales de Temomvi pueden identificarse y manejarse desde el mismo inicio de la terapia. Mezclados con aspectos del Proceso inicial (Proini) se manejan aspectos del Proceso de objetivación experiencial (Prodoe) y aspectos que habrán de atenderse como parte del Proceso de reestructuración cognitiva (Preco).

> *PERSONA: Y eso a mi me ha chocado tanto porque en eso yo he sido tan recto que no me merecía nunca esto. Pero yo en el fondo sé que ella me quiere pero a base de esos problemas la relación de nosotros se ha cortado. ¡Y éramos una pareja tan unidos...! (014)*

En la expresión:

> -   *en eso yo he sido tan recto...*

se refleja su trasfondo espiritual y en la otra,

- *que no me merecía nunca esto...*

puede apreciarse el efecto del mito de la felicidad. La Persona no se siente merecedora de sufrir por su modo de ser y comportarse. Es obvio que está perdiendo de vista que el dolor, el sufrimiento y el fracaso son aspectos inherentes a su condición humana por lo que no está exenta de los mismos. (014) Estos son aspectos esenciales en el análisis del Componente existencial particularmente lo relacionado con su filosofía de vida, el trasfondo psicosocial y espiritual y el mito de la felicidad que se evalúa en el Prodoe.

> *PERSONA: Por eso es que esto me ha chocado tanto que no puedo concentrarme en mi trabajo, la escuela la voy a dejar definitivamente. (015)*

Cuando la Persona indica:

- *... esto me ha chocado tanto que no puedo concentrarme en mi trabajo, la escuela la voy a dejar definitivamente.*

se hace evidente la confusión vida-momento. Esto corresponde a la identificación y definición de la disfunción propio del Proini.

Como puede apreciarse, temprano en la sesión, comienza a emerger la relación de síntomas: coraje, frustración tristeza, dolor, conmoción (*shock*), falta de concentración. (016) Estos son aspectos que se exploran como parte de la relación sintomática (nivel de impacto, de importancia e intensidad) del Componente experiencial del Prodoe y posteriormente en el Preco.

> *IFA: ¿La escuela es la universidad?*
> *PERSONA: Exacto.*
> *IFA: ¿En que año de universidad estás?*
> *PERSONA: En tercero.*
> *IFA: ¿En qué te estás especializando?*
> *PERSONA: En artes y ciencias en computadoras*
> *IFA: Muy bien. (017)*

Las preguntas del IFA se dirigen a construir el perfil psicosocial y educativo de la Persona según se contempla en el Componente Existencial del Prodoe (Trasfondo psicosocial). Además, sirven para dar espacio a la su recuperación ya que se nota muy afectada y alterada, algo propio de la creación de condiciones propiciatorias del Proini (017).

> *PERSONA:... y yo veía venir estos problemas en este semestre y en el otro porque ya se estaban cuajando estos problemas. Yo me siento mal porque yo creí que yo iba a ser la persona que le iba a ayudar en estos momentos. (018)*

Aunque parezca producto de la acción prospectiva mental, la expresión... *y yo veía venir estos problemas* es indicativo de sufrimiento en *lay away* asociado a otra sima (posiblemente la naturaleza de la relación que estaba viviendo) pues se centra en los problemas y sufrimientos anticipados y no en la solución de los mismos (18). El sufrimiento en *lay away* y la acción prospectiva mental se atienden como parte del Prodoe y del Preco. La expresión:

-   *... yo creí que yo iba a ser la persona que le iba a ayudar en estos momentos.*

refleja aspectos de solidaridad vinculados al trasfondo espiritual y a su visión de mundo, elementos propios del Prodoe y del Preco.

> *PERSONA: No sé si me entiende... porque cuando en una pareja hay problemas es la pareja la que debe ayudar a la otra y no hacer este tipo de cambio drástico en la vida de uno. (019)*

Las dificultades en la relación de pareja que se intuyen de esta expresión constituyen otra sima de la dimensión del pasado del momvi que se analizan durante el Proini: identificación de simas y construcción del momvi.

> *PERSONA: Yo, sin tener culpa de nada, he pagado los platos rotos. Y ahora mismo me siento bien solo porque como fue tanto tiempo... y la familia de ella me quería tanto, no lo voy a negar; porque le criticaron a ella muchas veces por haber hecho eso. Entonces ella me llama después que está en E.U. el Viernes Santo que era un día especial que estábamos juntos... (020)*

Cuando la Persona indica:

- *Yo, sin tener culpa de nada, he pagado los platos rotos.*

da indicios de que no ve su responsabilidad por la sima. (020) Esto forma parte de la diferenciación vida-momento que se dan durante el análisis del momvi que forma parte del Prodoe.

La alusión al Viernes Santo como *un día especial* revela aspectos de su filosofía de vida, su visión de mundo y su espiritualidad. (020)

> *PERSONA: Aunque todos los días nos veíamos porque eso era algo bien bonito todos los días nos veíamos!... Y tantos sueños que ella me impuso... (Afectado) (021) Y me llamó el Viernes fríamente pa' decirme que había encontrado trabajo; porque en mi familia yo no tengo confianza en hablar con nadie porque son... (Afectado) son duros... (022)*
>
> *IFA: Son duros... Cuando tú dices que son duros, ¿qué quieres decir?*
>
> *PERSONA: (Suspiro profundo; llanto contenido). (23)*

La relación sintomática de la Persona es evidente: soledad; tristeza, añoranza, llanto contenido. Esto es un aspecto propio del Prodoe en primera instancia y luego del Preco.

El Ifa comienza a identificar mentalmente posibles Asis y Ases que pueden surgir de las frases:

- *... y la familia de ella me quería tanto, no lo voy a negar* (20);
- *... porque le criticaron a ella muchas veces por haber hecho eso... (20);*
- *... porque en mi familia yo no tengo confianza en hablar con nadie porque son... (Afectado) son duros... (22)*

En este caso los Asis y Ases podrán incorporarse, como parte del Prodoe, para auscultar en qué medida han aportado al surgimiento de las simas o para aportar al manejo de las mismas y a la remisión de la disfunción. Esto incluye la novia, los miembros de la familia de ella y sus padres. Su incorporación se irá haciendo como uno de los aspectos del Plan de intervención negociado del Proceso optativo (Pop). (022)

Otros síntomas propios de la relación sintomática a manejarse en el Prodoe: contención; llanto; afectación. (23)

IFA: Yo sé que no es fácil pero...
PERSONA: Dame tiempo...
IFA: Toma tu tiempo, no te preocupes que no hay prisa. Yo sé que
no es fácil pero... hay que bregarlo. (024)

El Ifa da tiempo para que la Persona vaya ubicándose en el proceso. (024). Esto es propio de la empatía y la creación de las condiciones propiciatorias del proceso, acciones contempladas en el Proini.

PERSONA: Dame tiempo...
IFA: Toma tu tiempo; no te preocupes que no hay prisa. (025)

El Ifa le da tiempo para recuperarse; muestra empatía y entendimiento algo propio de la creación de las condiciones propiciatorias del proceso, acciones contempladas en el Proini. (024 y 025)

PERSONA: (Silencio prolongado. Suspira profundo y continúa
evidentemente afectado). Todas mis ideas que yo tengo para
independizarme nunca son aplaudidas en mi familia. Yo sé que
mi familia a mi me quiere, pero... (lloroso) son... Algunas veces
son duros conmigo. (026)

Se hace evidente la fuerte influencia de la familia (Asis) en el surgimiento de la disfunción y en su concepto sistémico del Yo. Estos son aspectos asociados a la disfunción, al concepto sistémico del Yo y a la relación sintomática fisiológica y emocional que se ausculta en el Prodoe.
Se observan, además, nuevos indicios de la relación sintomática: llanto y lamentación. (026)

PERSONA: Cuando yo me impongo una idea en lugar de
echarme pa'lante todo es negativo. Y si veo que algo anda mal
en mi familia como que me ignoran... No sabría qué más decirte
ahora. (027)

Cuando la Persona hace mención de que cuando se impone algo, todo es negativo debido a lo duro que es su familia con él, se hace evidente también la influencia sistémica de la familia en las simas, la disfunción y su concepto sistémico del Yo.

IFA: Fíjate, Pedro, cuando empezamos te dije que me alegraba mucho que estuvieras aquí. Y ahora que te he escuchado me alegra más todavía que hayas venido. Lo digo honestamente. (028)

En vista de cuan afectado estaba la Persona, el Ifa decide continuar el diálogo para no presionarla a que siga hablando. De inmediato continua estableciendo las condiciones propiciatorias propias del Proini... (028)

IFA: Quizás no tengas idea, por el momento, de lo que vale que hayas dado el paso de sentarte conmigo a hablar sobre lo que estas viviendo. No por el hecho de estar hablando conmigo, sino porque estás hablando con un profesional en un plano seguro y de confianza buscando opciones para manejar las situaciones que se te han presentado. (029)

... y manejando la reafirmación valorativa conductual propia del Prodoe. (029)

IFA: Te veo físicamente afectado. No sólo por tu llanto y tus suspiros profundos, sino también por la forma en que te siento: tenso y dolido con tu momento. Esto me hace pensar que has estado pasando, desde el semestre pasado, por un mal momento y por situaciones de mucho dolor y de pesar. (030)

El Ifa describe el momvi como lo va percibiendo a base de la relación sintomática y de las simas para ir estableciendo su relación con la disfunción, proceso cónsono con el Proini y el Prodoe. (030)

IFA: Eso nada más, es razón suficiente para este encuentro. Por eso me siento contento de que estés aquí. (031)

El Ifa destaca la importancia y el valor de que la Persona haya sido capaz de buscar ayuda. (031). Esto es propio de la reafirmación valorativa conductual contemplada en el Prodoe y eventualmente en el Preco.

IFA: Voy a empezar diciéndote algo que me gustaría que te lo grabaras en tu mente. Es por ahí por donde quiero empezar, diciéndote que: Tu vida, la mía, la de todo el mundo, es una sucesión de momentos motivacionales. Esa sucesión de momentos motivacionales que se llama vida, no se da en línea recta, sin con altas y bajas: triunfos y fracasos, placer y dolor, alegría y tristeza. (Ilustrando con el diagrama de la Figura 1). Esta sucesión de momentos motivacionales da origen a la visión tridimensional de la existencia que se ilustra con estos tres rizos. O sea, tú vienes de este momento (primer rizo) que es tu pasado, estás en este momento – tu presente -, aquí y ahora (segundo rizo) y te queda por vivir toda una sucesión de momentos motivacionales – tu futuro - (tercer rizo).

El Ifa comienza a explicar Temomvi dando énfasis de forma natural y lo menos técnica posible, según se enfatiza en el Proini, a los conceptos básicos de vida,…. (032)

IFA: Tu estás en un mal momento de tu vida, pero ésta no es tu vida, este es tu momento. Es importante, por lo tanto, que no confundas tu vida con tu momento porque tu vida es muy valiosa para hacerla tan simple… (033)

… diferenciación vida-momento y disfunción (confusión vida-momento) propia del Prodoe. (033)

IFA: Por ahí es que vamos a empezar. Entendiendo lo que es tu vida y evitando confundir tu vida con tu momento. (034)

El Ifa establece desde el principio el punto focal de la terapia y el punto de partida del proceso de ayuda según se estipula en el Proini. (034)

PERSONA: ¡Umju! Yo sé que estoy en un mal momento.
IFA: Eso es lo que yo llamo tu momento motivacional de vida o, de forma abreviada, tu momvi. El momento motivacional de vida tuyo consiste de parte de lo que tú has vivido, lo que estás viviendo y lo que intuyes o piensas que te queda por vivir, en especial aquellos aspectos vinculados de alguna manera a la situación motivacional de ayuda, y que tú los traes al aquí y ahora, a este instante. Puedes apreciarlo en esta ilustración (Figura 2). (035)

El Ifa aprovecha la afirmación de la Persona para definir e ilustrar el momvi según se contempla en el Proini. La ilustración gráfica de los procesos y conceptos de Temomvi durante el proceso ha demostrado ser útil pues ayuda a visualizar mejor el alcance y significado de los mismos.

> *IFA: Los aspectos de lo que has vivido que traes al aquí y ahora corresponden también a aquellos que se relacionan de alguna manera con tu situación. Entre estos podemos mencionar la relación con Mabel, incluyendo los sueños, alegrías y sinsabores; tu primer amor serio; el momento de su decisión; planes futuros rotos, tus perspectivas profesionales, la familia soñada, la relación con tus padres, etc. Es como si parte de lo vivido y de lo que intuías o planeaste vivir, colapsaran en este momento como resultado de la situación que estás experienciando. (036)*

Se define e identifica el momvi de manera simple y entendible para la Persona a base de su situación particular (036). Esto corresponde al análisis del momvi a base de las simas y la diferenciación vida-momento. Este es el punto de partida del proceso de ayuda (Prodoe y Preco).

> *IFA: Ese es tu momento motivacional de vida. Hay que tener cuidado de no confundir ese momento con tu vida. (037)*
> *PERSONA: Entiendo.*

La Persona reconoce la diferenciación vida-momento lo que armoniza con la expectativa que se tiene en el Proini.

> *IFA: Aparentemente sientes que todos tus planes se han ido al piso. Y es común, como le ocurre a muchas personas cuando se sienten como tú te estás sintiendo ahora, pensar que toda su vida se ha ido al piso. (037)*
> *PERSONA: ¡Umju! (038)*
> *IFA: ¿Sientes que es así?*
> *PERSONA: Es que así parece... (039)*

El Ifa describe la confusión vida-momento de la Persona como algo lógicamente esperado, pero no deseable, e inadecuado cumpliendo así con lo que se espera como parte del Proini. (037) La Persona afirma su confusión vida-momento evidenciando su vinculación al proceso. (038)

Esta es una meta tanto del Proini como del Prodoe y el Preco: lograr que la Persona se dé cuenta de que está haciendo de su momento su vida.

La Persona evidencia el desequilibrio vida-momento al asentir a lo dicho. (039) Esto es indicativo de que se está dando parte del Proceso de objetivación experiencial (Prodoe) y del Proceso de reestructuración cognitiva (Preco).

> *IFA: Pero no es así en realidad. En la medida en que entremos en el proceso de ayuda te vas a ir dando cuenta de que no es cierto que toda tu vida ha hecho crisis, sino que has llegado a uno de esos momentos donde las cosas no son como esperabas ni quisieras que fueran. Y eso ha provocado algo que es importante que entiendas antes de pasar a explicarte otros aspectos del proceso. Eso ha provocado la alteración del equilibrio entre tu vida y tu momento. (040)*

El Ifa enfatiza la importancia de diferenciar la vida y el momento a base de la definición de la vida y del momvi de la Persona. Además introduce el detonante de la disfunción: la alteración del equilibrio vida-momento. (040)

> *IFA: Antes de que ocurriera la separación de tu novia y los eventos que me cuentas, todos tus momentos de vida te permitían proyectarte hacia lo que te queda de vida con optimismo, con entusiasmo, con alegría, con felicidad porque tu momento y tu vida estaban equilibrados o en armonía. Pero al trastocarse este equilibrio, ni siquiera, eres capaz de mirar hacia el futuro. (041)*

El Ifa comienza a explorar y confirma que la Persona está presentando incapacidad para proyectarse al futuro con optimismo. (041) Esta exploración forma parte del análisis del momvi que se espera del Proini.

> *PERSONA: Cierto. (042)*
> *IFA: Cierto, ¿verdad?*
> *PERSONA: Sí.*

La Persona reconoce la pérdida de su visión de futuro aspecto que se explora durante el Proini y que caracteriza la disfunción. (042)

IFA: Estás incurriendo en un error que es común en muchas personas. Y es que has traído a tu momento motivacional de vida toda tu vida: los momentos pasados, los presentes y los que te quedan por vivir o piensas que has de vivir y estás haciendo de este momento tu vida y por esto te estás sintiendo como te sientes.

Es importante que comencemos a diferenciar la vida y el momento. Para lograrlo, debemos comenzar a ver objetivamente todo lo sucedido. Así podrás darte cuenta de que no es correcto confundir tu vida con tu momento y que, aunque tu momento haya hecho crisis, eso no quiere decir que tu vida ha hecho crisis. (043)

El Ifa enfatiza el proceso de objetivación experiencial (Prodoe) y comienza a introducir la diferenciación vida–momento como estrategia de superación de la disfunción y como parte del proceso de reestructuración cognitiva (Preco). (043)

PERSONA: ¡Umju¡ (044)

La Persona sigue dando indicios de estar vinculada al proceso. Expresiones como ésta evidencian que está asimilando la retroalimentación suministrada por el Ifa por lo que deben estarse dando los procesos de objetivación experiencial y reestructuración cognitiva. (044)

IFA: Hay algo que quiero adelantarte. A nosotros los seres humanos, y especialmente a ti que eres un joven puertorriqueño de veintiún años, de clase media que, me imagino, practicas una religión...
PERSONA: Católico. (045)

El Ifa explora la espiritualidad y destaca su importancia como parte del trasfondo psicosocial y espiritual del Prodoe. La Persona demuestra su espiritualidad mediante la práctica religiosa: catolicismo. (045)

IFA: Eres católico, tienes valores religiosos y eso como vamos a ver es bien valioso porque me hace pensar que eres un ser de cierta espiritualidad... (046)

El Ifa vincula la práctica religiosa de la Persona con la espiritualidad como corresponde al examen del trasfondo psicosocial y espiritual del Prodoe. (046)

> *IFA:... Sin embargo, yo creo que como parte de tu formación religiosa y tu crianza, no se te ha enseñado adecuadamente que el dolor, el sufrimiento y el fracaso son componentes esenciales de nuestra condición humana. Eso es un error común en nuestra crianza. Es por eso que cuando sufrimos parece que todo se nos va al piso. (047)*

El Ifa comienza a atender la objetivación experiencial y la reestructuración cognitiva de las ideas equivocadas basadas en el mito de la felicidad para lograr que la Persona comience a ver el dolor, el sufrimiento y el fracaso de forma natural y normal como corresponde hacer durante el Prodoe y eventualmente el Preco. (047)

> *IFA: Es importante que entiendas que este sufrimiento que estás experienciando ahora, aunque desagradable, molestoso y no deseado, es parte importante de tu existencia. Por lo tanto, hay que aprender a vivir con él y descubrir el significado que tiene para tu momento y tu vida. Todos tenemos que sufrir; unos por unas cosas y otros por otras. (048)*

El Ifa también da importancia a la búsqueda de significado personal de las experiencias de vida para manejar desde la perspectiva del Preco el mito de la felicidad. (048)

> *IFA: Ahora bien, nosotros hemos iniciado un proceso de ayuda y donde primero quiero que nos ubiquemos es en evitar confundir tu vida con tu momento. Debes tener presente que, aunque estés sufriendo, debes entender que sufrir, dolerse o fracasar es parte de tu condición humana y que esto no te hace menos que nadie, ni significa que no tengas opciones de vida o seas un fracasado. ¿OK? (049)*

El Ifa comienza a trabajar el Preco para que la Persona adscriba nuevos significados al dolor, al sufrimiento, al fracaso y al mito de la felicidad como se requiere en la Dimensión experiencial sintomática del Proceso de ayuda. (049)

PERSONA: (Asiente) (050)

La Persona continua involucrada en el proceso haciéndose partícipe del Prodoe y el Preco. (050)

> *IFA: Antes de analizar a fondo tu situación voy a explicarte cómo vamos a bregar todo esto para que puedas salir del hoyo en que te encuentras. Es así como realmente te siento: como si hubieras caído en un hoyo y sintieras que no puedes salir. Ahorita dijiste algo parecido. Es como si todo hubiera colapsado, como si hubieras caído en un hoyo por lo que no puedes trabajar, no puedes estudiar y vas a dejarlo todo. Quisieras renunciar a todo, incluso a la vida. (051)*

El Ifa comienza a presentarle a la Persona los aspectos de Temomvi. Inicia utilizando la imagen del hoyo para luego ir introduciendo el concepto de la capacidad racional optativa y la utilización de ésta para la superación o la derrota. De esta forma se irá manejando su reubicación vida-momento y se atienden a un mismo tiempo aspectos del Proini (Condiciones propiciatorias; conceptos básicos de Temomvi), del Prodoe (descripción del momvi y relación sintomática) y del Preco (reubicación vida-momento). (051)

PERSONA: Sí, eso es así. (052)

Al asentir, la Persona confirma que está experienciando la confusión vida-momento (disfunción) algo que se trata de conseguir desde el Proini (identificación de la disfunción) por lo que hay que auscultar si ha llegado al nivel máximo de la disfunción. (052)

IFA: Me pregunto si haz pensado atentar contra tu vida. (053)

Con la pregunta, el Ifa quiere auscultar si la confusión vida-momento (disfunción) ha alcanzado en algún momento su nivel máximo: la opción del suicidio. Esto corresponde hacerlo en el componente existencial y en el experiencial del Prodoe: determinar el nivel de impacto de las simas y los síntomas. (053)

> *PERSONA: No, eso no.*

La respuesta de la Persona da indicios de que la disfunción no ha alcanzado la confusión máxima vida-momento algo que se ausculta desde el Proini y se maneja durante el Prodoe y el Preco.

> *IFA: !Magnífico! Eso no. Me alegro. Eso es buen indicio porque significa que la confusión de tu vida y tu momento no ha llegado a su nivel o punto más grave. Por eso te quiero felicitar. (Le estrecha la mano). (054)*

La acción del Ifa de darle la mano corresponde a la reafirmación valorativa conductual que se acostumbra en Temomvi. De esta manera se ayuda a la Persona a percatarse de los recursos que tiene y ha estado usando para el manejo de sus simas aún sin darse cuenta. (054) Esto es propio del Pop: reafirmación valorativa conductual y se tiene en cuenta desde el Proini.

> *IFA: Una de las primeras cosas que quiero que entiendas es cómo te estás sintiendo y por qué te estás sintiendo de esa manera. La explicación que le doy a la manera como te estás sintiendo es la siguiente: Cuando en tu vida todo marchaba bien, estabas en equilibrio: tu momento estaba en armonía con lo que esperabas de la vida. Cuando tu novia tomó unas decisiones que están reñidas con lo que tu esperabas de ella y de la relación se trastoca ese equilibrio y entras en una disonancia, inestabilidad o inconsistencia en términos del momento y de lo que esperabas de la vida. Entonces empiezas a pensar de acuerdo a cómo te estás sintiendo ahora y a reaccionar básicamente en términos de emociones y sentimientos solamente. Pensar en tu novia, en lo que te dijo, etc. te saca de paso o altera tu sistema: Te dan deseos de llorar, malestar y dolores de cabeza. ¿Qué otras cosas sientes? (055)*

El Ifa sigue explicando la disfunción en términos de las simas descritas por la Persona para lograr la asimilación y entendimiento de las mismas dando énfasis a la desestabilización del equilibrio vida-momento y a la visión de normalidad asuntos propios del Proini: descripción del proceso de ayuda, de la disfunción y de Temomvi...(055)

> *PERSONA: El estómago... (056)*
> *IFA: El estómago... poco apetito... ¿Qué más?*
> *PERSONA: Los nervios...*
> *IFA: Estás nervioso. ¿Intranquilo? ¿Sientes agotamiento?... (057a)*
> *PERSONA: Sí. Casi no duermo...*
> *IFA: Casi no duermes... ¿Qué otras cosas has ido sintiendo? Vamos a describir cómo has estado físicamente. ¿Qué otras cosas has estado sintiendo?*
> *PERSONA: Bueno... escalofríos...*
> *IFA: Escalofríos. (057b)*
> *PERSONA: Frío aunque haga calor... todo lo que como lo devuelvo. (057c)*

... y vuelve a examinar la relación sintomática según se contempla en el Prodoe: llanto, dolores de cabeza, malestar general, falta de apetito, nerviosidad, intranquilidad, agotamiento, vómitos, insomnio, escalofríos, falta de concentración, etc. para ver de qué manera se manifiestan. (057 a, b, c) Estos síntomas se irán evaluando en términos de su intensidad, frecuencia y el nivel de conciencia que la Persona tiene de ellos como corresponde a la dimensión experiencial sintomática del Prodoe. Además se clasificarán en términos psicosomáticos o somotopsicológicos para luego lograr que la Persona los reubique y maneje desde una perspectiva racional.

> *IFA: Vómitos... ¿Diarreas? (058)*

El Ifa continua con la relación sintomática tratando de auscultar todas las manifestaciones sintomáticas causadas por las simas y la disfunción según corresponde a la dimensión experiencial sintomática del Prodoe. El nivel de impacto, la intensidad, frecuencia e importancia de las misma se irá manejando a medida que se progrese en la terapia como corresponde a la dimensión experiencial sintomática del Prodoe y del Preco. (058)

> *PERSONA: También. Me pongo a hacer algo y lo hago mal porque no me puedo concentrar en eso. Yo siempre fui para mi trabajo, primero... (059)*

La Persona evidencia que las simas lo impactan a nivel personal, académico y laboral. (059)

IFA: ¿Dónde estás trabajando? (060)

La pregunta *¿Dónde estás trabajando?* permite ampliar el trasfondo psicosocial de la Persona como corresponde al Componente existencial-trasfondo psicosocial del Prodoe. (060)

PERSONA: En una agencia del gobierno. Yo siempre era el primero para los informes... la supervisora siempre me lo decía. Por lo menos ellos se han dado cuenta de cómo me siento y me han ayudado un poco. No como yo espero porque eso no es problema de ellos pero... me han dado unos días libres me han aguantado el trabajo. (061)

Otro síntoma producto de la sima que se hace evidente es el bajo nivel de productividad. La referencia a la supervisora de la manera que lo hace nos lleva a pensar en un posible Ase que pueda contribuir a la remisión de la disfunción. (061) Estos son aspectos de la Relación sintomática del Prodoe, la identificación de Ases del Proini y del Pop y el nivel de responsabilidad Trasfondo psicosocial del Preco.

IFA: O sea que te han entendido. Pero, tú estás consciente de que ellos no pueden hacer eso todo el tiempo.
PERSONA: Exacto.
IFA: Fíjate en todos los efectos que está teniendo la situación. Es como si sintieras que has hecho crisis a todo nivel: emocionalmente te sientes deprimido, triste, irritable, me imagino que te has puesto irritable y agresivo con todo el mundo... (062)
PERSONA: No, fíjate; en eso no.

El IFA continúa la revisión de la dimensión experiencial de la relación sintomática mediante el Prodoe. (062)

IFA: En eso no. Bien. ¿Qué otras cosas emocionalmente has sentido? ¿Falta de sueño? ¿Sí? OK. Y en términos de tu conducta, me imagino que has dejado de hacer lo que hacías con

regularidad. Veo, por ejemplo, que te has afectado en tu trabajo.
(063)

El Ifa trata de lograr las condiciones propicias para iniciar el proceso de objetivación experiencial (Prodoe) examinando el nivel de impacto de los síntomas y las simas (dimensión experiencial del Prodoe). La afirmación de la Persona confirma que está funcionando desde la perspectiva instintiva de lucha o fuga por lo que se hace necesario comenzar a objetivar experiencialmente sus simas. (063)

> *IFA: Ahora bien, al trastocarse el equilibrio de tu vida y tu momento, has entrado en un estado donde todo lo estás viviendo a base de tus emociones y sentimientos. Si te fijas o examinas todas tus acciones y conductas desde que surgió la situación, notarás que has sido, básicamente, un ser de emociones y sentimientos. (064)*
> *PERSONA: Sí, no lo puedo negar.*

La Persona confirma su estado de confusión vida-momento y el manejo de las simas desde la perspectiva emocional e instintiva. (Prodoe: dimensión experiencial - nivel de impacto) (064)

> *IFA: No lo puedes negar... la capacidad de objetivar, de ver las cosas con objetividad te ha sido prácticamente imposible. (065)*

El IFA explora el nivel de objetivación de la Persona (Prodoe). (065)

> *PERSONA: En eso yo diría que he pensado en mí. (066)*

La Persona evidencia cierto grado de objetivación experiencial. (066)

> *IFA: Has pensado en ti; eso está muy bien. (067)*

Se reafirma y valora su objetivación experiencial evidenciando el proceso de reafirmación valorativa conductual por parte del Ifa (Prodoe). (067)

> *PERSONA: Porque ya que en mi familia, papi es una persona de carácter fuerte que yo no he visto que me ha aplaudido las cosas*

*que yo he hecho porque él sólo ve lo que uno hace malo pero no lo
que uno hace bien. En parte mami es una persona humilde y bien
tranquila y como dicen por ahí acepta cualquier malacrianza
y es bien trabajadora. Mis hermanas son dos estudiantes, dos
nenitas ignorantes. (068)*

Esta información es pertinente para el desarrollo del perfil psicosocial
y para la conceptualización sistémica del Yo según se establece en el
Componente existencial - trasfondo psicosocial del Prodoe. (068)

*IFA: ¿Tú eres el mayor de los tres?
PERSONA: Yo soy el mayor.
IFA: ¿Qué edades tienen ellas? (069)
PERSONA: Una tiene diez y nueve y la otra doce.*

El IFA examina la composición familiar como parte del Prodoe:
trasfondo psicosocial del Componente existencial. (069)

*IFA: !Umjú!
PERSONA: Y al entrar yo a mi casa me siento como encerrado.
Todos mis amigos, como ya dije, están casados o tienen sus novias
y están ocupados con sus actividades. Todo el mundo tiene su
pareja. Cuando yo salgo a la calle no tengo con quien compartir
porque todos están ocupados. Me siento bien solo. Porque yo sé
bien que papi y mami se preocupan por mí y quisieran saber qué
pasa. Ellos saben más o menos porque yo no les he explicado
mucho. (070)*

Relación sintomática: sentimiento de soledad, debilidad emocional.
Estas expresiones de la Persona son evidencia de la necesidad que ésta
tiene de contar con una red de apoyo que le ayude a manejar su momvi y
sus planes de vida. Esto forma parte de la relación sintomática del Prodoe
y, eventualmente, del Pop. (070)

*PERSONA: Yo hasta he pensado comprar una casita y ponerla
encima de su casa porque no tengo suficiente dinero para
comprarme un terreno como siempre yo lo he querido. Hasta yo
mismo me critico eso porque yo lo que tengo son veintiún años
y no tengo que estar detrás de esas necesidades o detrás de un*

terreno. He pensado construir una casa encima de su casa para
tener mis cosas y sentirme... no sé. (071)

La Persona describe opciones de manejo para la sima: comprar una casita. (071) Esto es propio de la identificación de opciones para la solución de problemas contemplada en el Pop.

PERSONA: Peleo conmigo mismo para no ser emocionalmente
tan débil. Antier hablé eso con mi mamá... pero la actitud
negativa de Yo no sé... o A lo mejor está bien... *y cuando hablo*
con papi el dice que yo no sé hacer las cosas. Dice: Tú eres
loco, te estás metiendo en una deuda. *Todo el tiempo ha sido*
así... (071)

En estas expresiones se hace evidente la necesidad de fortalecer su red de apoyo en términos de los Asis y el concepto de sí mismo. Comienza a evidenciarse el concepto sistémico del Yo.

IFA: Eso que estás mencionando son opciones para manejar tu
momento. (072)
PERSONA: Exacto. (Sonríe).

El Ifa aprovecha para ir introduciendo el concepto de opciones como antesala a la identificación de alternativas y al manejo del Proceso optativo que más adelante iniciará con la Persona. (072)

IFA: Vamos a ver... las voy a anotar por aquí para cuando
entremos en otra parte del proceso veamos si esas opciones se
pueden implantar. Me gustó verte sonreír cuando mencione la
frase opciones para manejar el momento. (073)

El Ifa comienza a identificar opciones para ir anteponiendo el Proceso optativo (Pop) que se manejará más adelante. (073)

PERSONA: Sí... como que me levanta un poco...
IFA: Te levanta un poco... Eso está bien.
PERSONA: Me alegro.

La expresión de la Persona:

- *Sí... como que me levanta un poco...*

es indicio de que se está dando el Proceso de objetivación experiencial (Prodoe) y posiblemente algo del Proceso de reestructuración cognitiva (Preco). (074)

> *IFA: Ahora voy a decirte qué me gustaría que hiciéramos. Voy a tomar un poco de tu tiempo para explicarte unas cosas importantes del proceso que iniciamos hoy y a medida que yo hable puedes interrumpir para preguntar o aclarar lo que sea. (075)*

El Ifa aprovecha para iniciar formalmente el manejo objetivo de las simas introduciendo los aspecto medulares del proceso según se contempla en el Proini. (075) Esto es propio del establecimiento de las condiciones propiciatorias contemplado en el Proini.

> *IFA: Fíjate, Pedro, lo primero que tenemos que hacer es salir de ese estado en el cual predominan los sentimientos y emociones. Lo que vamos a hacer entonces es empezar un proceso de objetivación experiencial. Esto quiere decir que vamos a examinar las situaciones que me has planteado con objetividad, dejando a un lado, momentáneamente, tus sentimientos y emociones; vamos a ver objetivamente qué está pasando en tu momento motivacional de vida. (076)*

Se comienza a fortalecer el proceso de objetivación experiencial (Prodoe) aún cuando se está en la Etapa inicial de la terapia. (076)

> *PERSONA: Luego vamos a examinar juntos los sentimientos y emociones y los eventos de vida que estás experienciando para ponerlos en una perspectiva justa y razonable. (077)*

El Ifa continúa sentando las pautas del proceso de ayuda mediante el establecimiento de las condiciones propiciatorias del Proini. (077)

> *IFA: ¿Qué quiere decir ponerlos en una perspectiva justa y razonable? Se trata de someter la situación a un análisis racional para, entonces, contestar con objetividad si es razonable que*

Pedro esté sintiendo vómitos, dolores de cabeza, etc., como resultado de esta situación.

Quizás descubramos que sí es justo y razonable que en este momento lo sientas. ¿Es razonable que Pedro piense que su vida se acaba porque la novia ya no está? ¿Es razonable que Pedro piense que no puede seguir funcionando en la universidad ni en ningún sitio y que tiene que tirar por la borda los sacrificios que ha hecho en estos tres años porque su novia no está? (078)

PERSONA: ¡Umju!

Aunque el proceso apenas está comenzando, el Ifa no pierde oportunidad de manejar aspectos del proceso de reestructuración cognitiva (Preco) si las condiciones, como en este caso, lo requieren y permiten. (078)

IFA: Vamos a poner cada cosa en su sitio. Vamos a poner tus pensamientos en orden para que cada uno de ellos ocupe el lugar real que le corresponde y puedas darle la atención e importancia real que cada uno tiene. Todo esto es parte de un proceso que yo denomino reestructuración cognitiva. Después vamos a ver qué opciones tenemos para manejar la situación y el momento motivacional de vida que estás experienciando y ver cuales se pueden poner en práctica. (079)

Siguen los procesos de objetivación experiencial (Prodoe) y de reestructuración cognitiva (Preco) aprovechando que se da esa oportunidad al inicio del proceso de ayuda. (079)

IFA: También vamos a ver algo que es bien importante. Si te fijas en este diagrama (Figura 7. - Dimensiones del proceso terapéutico), a medida que vayamos trabajando juntos las situaciones motivacionales de vida que son aquellas eventos que están afectando el equilibrio de tu vida y tu momento, vamos a ir incorporando otras personas que puedan ser de ayuda para lograr que te sientas como quieres sentirte, que puedas llegar a ser como quieres ser en la vida y contribuir a tu bienestar y al de los demás.

Se trata de averiguar quien, además de Pedro y de mí, que soy tu psicólogo-consejero, puede incorporarse en el proceso de ayuda. Fíjate que como aparece en el diagrama, vamos a incluir lo que yo llamo Agentes sistémicos internos y externos. Los internos los llamamos Asis, que son los del segundo nivel, y se refieren a las personas vinculadas a ti afectivamente. (080)

Siguiendo el diagrama de las dimensiones del proceso (Figura 7 - Dimensiones del proceso terapéutico) el Ifa comienza a identificar Asis y Ases para incorporarlos al proceso. El Ifa explica a la Persona cómo se ira desarrollando la red de apoyo mediante la incorporación de Asis y Ases. (080)

IFA: Tú mencionaste varias personas cuando describías lo que te estaba pasando. Unas de ellos son tus padres, que como tú has dicho te quieren aunque parece que no han sabido cómo demostrártelo; están conscientes de tu situación pero no sabes si puedes recurrir a ellos o no.

Mencionaste, también amigos tuyos que podrían ser de ayuda. Y podríamos incorporar a otras personas que podrían ayudar en este proceso para lograr restablecer el equilibrio de tu vida y tu momento. Otra de ellas puede ser tu ex novia. Probablemente nos comuniquemos con ella porque la quieres y sientes que te quiere. ¿Quién sería otro Agente sistémico interno que, según tú, podría ayudar en el proceso. (081)

El Ifa maneja la identificación de Asis y Ases a base de lo expresado por la Persona. (081) Esto corresponde a la descripción e identificación de Asis y Ases del Proini y del Proceso Optativo.

PERSONA: Mi familia... (082)
IFA: Tu familia, tus padres...
PERSONA: La familia de ella...
IFA: La familia de ella... Ellos entrarían en esta dimensión de Agentes sistémicos internos. Luego tú me vas a decir cuáles de ellos podrían serlo. Tú puedes decirme: Mira Roberto, yo quiero que tú hables con fulano de tal que nos puede ayudar... *Entonces, yo contacto esa persona y si tenemos que reunirnos con ella,*

nos reunimos. La reunión puede ser contigo presente. También
podría contactarlos por teléfono. (083)

La Persona identifica y selecciona sus Asis: su familia, la familia de
ella. (082/083) (Proini: Identificación de Asis) y el Ifa sigue sentando las
condiciones propiciatorias del proceso.

> *IFA: También va a haber otros Agentes sistémicos que no están*
> *vinculados contigo afectivamente a nivel primario y que son los*
> *Agentes sistémicos externos (Ases). Estos los ubicamos en este*
> *tercer nivel del diagrama. Estos también pueden ser de ayuda*
> *en el proceso. Entre estos podemos mencionar tus profesores.*
> *¿Cuántas clases llevas ahora? (084)*
> *PERSONA: Cuatro. Estaba cogiendo cuatro... pero yo creo que*
> *en sí los profesores yo diría que el profesor Ramírez hablaba con*
> *uno pero que en sí no sé si me conoce. El sabía que yo estaba*
> *mal en los cursos.*

La Persona identifica y selecciona sus Ases: profesores. (084) (Proini:
Identificación de Ases).

> *IFA: Yo me voy a encargar de contactar a estas personas quienes*
> *saben cómo se trabaja en esta oficina. Ellos saben que tienen una*
> *función que cumplir como posibles Agentes sistémicos externos.*
> *Yo voy a contactarlos y a negociar con ellos su colaboración en*
> *el proceso. ¿Te parece bien? (085)*

El Ifa está asumiendo un compromiso como corresponde a la fijación
de responsabilidades del Proceso optativo (Pop). Además se identifican
interventores como se espera en ese proceso. (085)

> *PERSONA: ¡Claro! En cuanto al profesor Ramírez, yo le*
> *indiqué que mi papá se estaba muriendo de cáncer y que iba a*
> *darme de baja. No quería contarle el problema en sí. Pero de*
> *todos los maestros yo vi que este profesor es el más razonable.*
> *(085)*

Con la expresión:

-   *Pero de todos los maestros yo vi en este profesor el más razonable.*

la Persona da indicios de que ha identificado un Ase sin tener clara conciencia del significado y el alcance de su acción. En Temomvi se le hará conciente de este significado. (085)

> *IFA: ¿Cuáles son los otros profesores? (086)*
> *PERSONA: Los otros no los recuerdo.*

El Ifa sigue con la identificación de interventores (Ases) como se espera en el Proini y en el Pop. (086)

> *IFA: De todas maneras luego examinamos tu programa. Lo importante es que vamos a tratar de incorporarlos al proceso. No quisiera que te des de baja porque eso podría ser parte de la confusión vida-momento que estás viviendo.*
> *PERSONA: No pero en este momento lo he decidido porque no puedo concentrarme y, además, ya iba mal desde el principio.*
> *IFA: Bien. Vamos a ver, si la opción que tenemos para manejar tu momento y ayudarte a restablecer el equilibrio entre tu vida y tu momento es darse de baja, entonces, te das de baja. Aun estamos a tiempo y eso lo podemos manejar. (086a)*
> *PERSONA: Muy bien.*

Se mantiene la baja de los cursos como una posible opción de manejo siempre y cuando contribuya al restablecimiento del equilibrio vida-momento. Esto es propio de la identificación de opciones del Pop. (086a)

> *IFA: Volvamos al diagrama. En este cuarto nivel estoy yo como Interventor formal de ayuda. Yo tengo interés en que tú o cualquiera de los Asis o Ases me diga, si este fuera el caso: Mira Roberto, esto no funcionó vamos a ver qué otra cosa podemos hacer... Quiero que te sientas en la libertad de decirme qué está bien, qué no te agrada; que me des, lo que se denomina retroalimentación o* feedback. *Fíjate que este es un proceso en el cual vamos a estar interviniendo a cuatro niveles. Todo el mundo poniendo su esfuerzo para ayudarte a restablecer el equilibrio vida-momento*

para que te des cuenta de que la vida, esa sucesión de momentos
motivacionales que te queda por vivir, vale la pena.

 Este diagrama quiero que lo tengas en mente para que sepas
cómo vamos manejar el proceso. (087)

El Ifa termina de explicar las dimensiones sistémicas del proceso de
ayuda (Proini). El Ifa destaca la bidemensionalidad del proceso. Además
continúa estableciendo las condiciones propiciatorias y comienza a explorar
aspectos del Proceso de evaluación (Prodeva). (087)

> *IFA: Ahora bien, vamos a bregar un poco con la objetivación*
> *experiencial de lo que está pasando; vamos a hacer una*
> *relación de los hechos o sucesos que han pasado. Antes que*
> *nada, quiero que pienses en las cosas que me dijiste hace un*
> *rato y que vamos a mencionar de otra forma: dejando a un*
> *lado por el momento las emociones y sentimientos que éstas*
> *provocan en ti. Primero, tenías una novia que querías mucho.*
> *Segundo tu novia tuvo unos problemas en su familia que,*
> *según tú piensas, afectaron la relación de ustedes debido a*
> *la enfermedad de su papá, el matrimonio precipitado de su*
> *hermano, el embarazo de la otra muchacha y la situación en*
> *su hogar con su tía. (088)*

Luego de ubicar la Persona en el proceso de intervención mediante
la descripción de su momvi, el Ifa retoma el proceso de objetivación
experiencial. (088)

Comienza a manejarse de manera objetiva aspectos específicos de las
simas y el momvi como corresponde al Prodoe. El Ifa hace una relación de
simas para luego focalizar en la que entiendan que es la principal en este
momvi.

> *IFA: Tercero, su desconfianza contigo, o sea, te ocultó los*
> *problemas que el hermano tenía y, por último, su decisión de irse*
> *a Estados Unidos porque tiene dudas de si te quiere o no. Eso*
> *provocó que te salieras totalmente de paso porque era algo que*
> *no esperabas.*
> *PERSONA: Eso es así.*
> *IFA: Como resultado de todo esto, has dejado de funcionar a*
> *capacidad. En tu trabajo, podría decirse que te has abandonado*

ya que no estás cumpliendo cómo sientes que puedes cumplir; no estás produciendo al nivel que esperabas producir.

En tu casa, aunque la relación no ha sido como tú desearías que fuera, sientes que te quieren, que en cierta medida, puedes contar con ellos, pero que son muy duros contigo. También son negativos y te ignoran en sus decisiones. Esas son áreas que tenemos que atender también para ver cómo las podemos mejorar.

En la universidad, aparentemente, también se ha hecho evidente el efecto de las situaciones motivacionales que estás viviendo: no has estado haciendo los trabajos, has obtenido notas bajas, etc. (089)

Continua la identificación de simas y el análisis y objetivación del momvi como parte del Proini y el Prodoe. (089)

IFA: A propósito, ¿cómo eran tus notas antes de todo esto? (090)
PERSONA: Bastante buenas.
IFA: Bastante buenas. Esto quiere decir que te has descuidado o ha bajado tu productividad por lo que estás considerando darte de baja total.
PERSONA: Si porque yo hablé con el profesor Ramírez y me dijo que estaba muy mal en su clase y que era difícil ponerse al día.

Continua el proceso de objetivación experiencial estableciendo el vínculo entre la relación sintomática y las simas. Con esta pregunta el Ifa quiere llevar a la Persona a darse cuenta de cómo las simas la han afectado y a que se percate de que si antes de ellas los estudios iban mejor, es porque tiene la capacidad de lograrlo volviendo a ese nivel de productividad. También ayudará en la diferenciación vida-momento que se espera lograr como parte del Análisis del momvi durante el Prodoe. (090)

IFA: Eso lo vamos a manejar más adelante. Ahora bien, si te ubicas en el nivel de funcionamiento racional y analizas con objetividad cada una de las situaciones que hemos mencionado, ¿a cuál de ellas le adjudicas, racionalmente, la fuerza o poder necesario para trastocar o alterar toda tu vida? ¿O sea, cuan racional y lógicamente esperado es que alguna persona de estas sea capaz de alterar tu equilibrio vida-momento permanentemente? (091)

Las preguntas del Ifa se dirigen a verificar si efectivamente la Persona está manejando su momento como si fuera su vida y auscultar la capacidad que ésta le adscribe a los sistemas que lo impactan de alterar su equilibrio vida-momento. Esto es propio del Prodoe, particularmente de la diferenciación vida-momento del análisis del momvi. (091)

> PERSONA: Yo creo que todas. (092)
> IFA: ¿O sea que tu crees que todas están afectando tu vida?
> PERSONA: Sí.

La respuesta confirma que, en efecto, la Persona está manejando el momento como si fuera su vida y que le adscribe mucho poder a los sistemas como para trastocar el equilibrio vida-momento. (092) Esto corresponde a la definición de la disfunción del Proini.

> IFA: Sin embargo, hay algo que aclarar. Yo estoy de acuerdo en que todas afectan tu vida. Ahora bien, yo creo que es lógico y razonable pensar que todo eso puede trastocar tu momento, pero ¿crees que sea correcto pensar que tiene el poder de trastocar toda tu vida? (093)

El Ifa procede a propiciar la reestructuración cognitiva por medio de la diferenciación vida-momento (Prodoe y Preco.(093)

> PERSONA: No, toda mi vida no.
> IFA: Toda tu vida no... pero cuando llegaste aquí viniste pensando no que estaba trastocando tu momento, sino que se había trastocado toda tu vida. (094)
> PERSONA: Eso es así.

El Ifa logra que la Persona reconozca su disfunción y que se dé la diferenciación vida-momento como se espera en el Proini y el Prodoe. (094)

> IFA: Por ahí es por donde vamos a empezar, logrando que te ubiques y no pierdas de vista que estás realmente en un mal momento de tu vida, en un momento donde todos estos elementos que hemos mencionado objetivamente están afectando de cierta manera, tu vida. Eso es así porque tú habías planificado pasar el

resto de tu vida con tu novia y con los hijos que tuvieran. Ahora
no estás seguro de que eso sea así. Vamos a ubicar cada uno de
esos aspectos en una perspectiva racional y vamos a examinarlos
objetivamente. (095)

El Ifa continua la objetivación experiencial mediante la diferenciación vida-momento del Prodoe. (095)

IFA: Mabel debe haber sido una muchacha muy buena contigo. (096)
PERSONA: Muy buena.
IFA: Es una muchacha muy buena. Sin embargo, no es racional ni
lógico pensar que Mabel es la única mujer buena del mundo. (097)
PERSONA: Eso lo tengo claro.

Con esta línea de pensamientos y preguntas el Ifa propicia que la Persona objetive su relación. (096) Esta intervención no sólo contribuye al proceso de objetivación experiencial, sino también a la reestructuración cognitiva. Además ilustra el rol del Ifa como maestro y modelo ya que está enseñando y modelándole a la Persona cómo llevar a cabo un proceso de objetivación experiencial. (097)

IFA: Fíjate que estás hablando objetivamente; estás dejando a
un lado momentáneamente los sentimientos y las emociones. Yo
entiendo que para ti, ella sea la mejor del mundo porque es la
mujer que amas. Pero, no es racional pensar que es la única mujer
buena del mundo porque hay muchos seres con las cualidades y
defectos que ella tiene. Pero ella es única, particular e irrepetible.
Todo lo dicho nos lleva a concluir lógicamente, que Mabel no
puede ser la única opción afectiva para Pedro aunque, en este
momento entiendo que parezca serlo. (098)

Continua el proceso de objetivación experiencial mediante la diferenciación vida-momento del Prodoe. (098)

IFA: ¿Cuánto hace que la conociste?
PERSONA: Tres años.
IFA: Tres años... La conociste hace tres años. Continuo con el
análisis reflexivo. Hace tres años Mabel no era la opción afectiva
fundamental en tu vida... (099)

El Ifa continúa modelando el proceso de objetivación experiencial (Prodoe). (099)

> *PERSONA: No. En todo ese tiempo yo era un ser que no tenía relación con ninguna muchacha porque ninguna me llamaba la atención.*
>
> *IFA: Exacto. Pero es importante que tengas en mente que en el momento de tus 18 años de vida Mabel era un ser desconocido para ti... En el momento de vida en que estás, no puedes perder de vista que en la sucesión de momentos motivacionales que te queda por vivir, hay posibilidades de que haya otro u otros seres que pueden llegar a ser opciones afectivas para ti pero que ahora te son desconocidos. Podría, incluso, ocurrir que Mabel pase a un plano afectivo en tu existencia donde tu digas:* Mira yo pensé que Mabel era el único ser que yo podía amar, y ahora descubro que soy capaz de amar a otra persona. *Eso, objetivamente, puede pasar. Yo me imagino, y tú me corriges, que ahora te estás negando a eso. (100)*

Con esta intervención, el Ifa se dirige a buscar información sobre la naturaleza de la relación afectiva. Se trata de examinar la dimensión del pasado del momvi de la Persona para ver qué aspectos forman parte de la dimensión rotacional por el hecho de que aún conservan la capacidad determinativa conductual. (100) Además, se enfatiza la diferencia entre la vida y el momento y se propicia el proceso de reestructuración cognitiva.

La expresión del Ifa:... *y tú me corriges,* responde a la visión de éste como unidad intervenida. Se estimula que como parte del proceso de ayuda, la Persona dé retroalimentación al Ifa sobre cómo éste está manejando el proceso y viendo sus simas y su momvi.(100)

> *PERSONA: Es que es difícil (afectada). (101)*

La Persona insiste en mantenerse manejando sus simas desde la perspectiva emocional y de sentimientos.(101)

> *IFA: Es que es difícil. Lo entiendo. (102)*

El Ifa no presiona para que vuelva al proceso de objetivación experiencial por el momento... Deja que exprese lo que siente por ser esta la sesión inicial. Si el proceso estuviera más adelantado, lo detendría para estimularlo a objetivar experiencialmente. Esto es propio del establecimiento de las condiciones propiciatorias y el desarrollo de la empatía (Proini) (102)

> PERSONA: !Tantas cosas bonitas!...
> IFA: Claro...
> PERSONA: Tantos sueños bonitos que nos impusimos... porque no fui yo el que me los impuse, sino ambos.
> IFA: Ambos.
> PERSONA: Éramos como un sólo ser. No sé si usted se siente así con su mujer o su novia...
> IFA: Sí, te entiendo... Es por eso que puedo entender que te niegues a la posibilidad de que sea otra tu opción afectiva. Siento como si me dijeras: Si todos mis sueños están aún ahí, !vivos! Eso que me traes tiene que ver con tus emociones y sentimientos. Y eso lo acepto pero quiero dejarlos a un lado por el momento. Lo que quiero recalcar es que hay otras opciones de vida; que, aunque sientas y pienses que para tu momento parece no haber opciones, eso no significa que para tu vida no las haya. Y fíjate que no estoy descartando como opción válida que ustedes reanuden su relación. (103)

Continua el proceso de objetivación experiencial enfatizando el dejar a un lado momentáneamente los sentimientos y emociones. El Ifa propicia que la Persona se mantenga objetivando experiencialmente al tiempo que vincula sus expresiones al Proceso optativo mediante la identificación de opciones. (103)

> PERSONA: Eso yo siento por dentro que sí.
> IFA: ¿Que se acabó?
> PERSONA: No.
> IFA: ¿Que van a volver? (104)
> PERSONA: Sí.

El Ifa pone un poco de presión ante la pregunta hecha por la Persona sobre la forma en que él maneja sus afectos. En este caso cumple el rol de modelo. Además procede a explorar opciones a tonos con lo esperado en el Pop. (104)

IFA: O sea aún tú abrigas esperanzas.
PERSONA: Tengo esperanzas pero mis celos o mi orgullo me van
a hacer rechazarla. Ahora mismo tengo deseos de salir por ahí y
divertirme y hacer lo que nunca hice. Pero no sé... me encierro
en mí mismo. (105)

La Persona menciona opciones inadecuadas para el manejo de las simas. Evidencia que contempla utilizar su capacidad racional para la derrota no para la superación, para meterse en un hoyo, no para construir la montaña. Esto corresponde a la identificación de opciones y al uso de la capacidad racional optativa según se contempla en el Pop. (105)

IFA: OK. Voy a detenerte ahí porque quiero puntualizar algo muy
importante. Eso que estás mencionando son posibles opciones
para el manejo de tu momento: Ahora mismo tengo deseos de
salir por ahí y divertirme y hacer lo que nunca hice. Esa es una
opción. Otra sería rechazarla cuando vuelva. Pero todavía no
vamos a bregar con opciones concretas porque estaríamos
precipitándonos. (106)

Por lo regular, la Persona tiende a manejar las situaciones sin el debido proceso de objetivación experiencial. Además, se resiste a diferenciar su vida y su momento por lo que hay que ejercer cierta presión para lograrlo. Insistir en que el proceso siga el orden apropiado (análisis del momvi, objetivación experiencial, reestructuración cognitiva y proceso optativo) es fundamental ya que de otra manera se mantendrá manejando las situaciones desde la perspectiva emocional y sentimental y perderá efectividad ya que entrará en el círculo vicioso de las lamentaciones, el coraje y la sensación de incapacidad. (106) Esto armoniza con el Proceso Optativo: identificación de opciones.

IFA: Primero quiero que entiendas bien tu momento. Es por eso
que estamos objetivándolo y reestructurándolo cognitivamente.
O sea, estamos tratando de sustituir los pensamientos negativos
generados por las situaciones por sentimientos positivos y
ubicando cada asunto en el lugar que le corresponde a base
de un análisis racional y objetivo. Luego veremos qué opciones
tenemos para manejar las situaciones y restituir tu equilibrio
vida-momento. Además, determinaremos cuáles se pueden

implantar, quién nos va ayudar a implantarlas y cómo vamos a hacerlo. Es por eso que no quiero que te precipites a buscar opciones sin haber entendido tu momento ya que eso es un error común cuando enfrentamos situaciones que trastocan nuestro equilibrio vida-momento.

Resumiendo, primero vamos a objetivar, luego a reestructurarnos cognitivamente y, entonces, procederemos a ver y a negociar las opciones, ¿OK? (107)

El Ifa aprovecha para enfatizar los aspecto de la objetivación experiencial y la reestructuración cognitiva para que la Persona vaya familiarizándose con los términos y procesos y entienda la manera adecuada de manejar las simas. Por ejemplo: Del Proini la descripción del proceso de ayuda y aspectos de Temomvi, del Prodoe la definición del momvi, la diferenciación vida-momento y objetivación experiencial y del Preco la reestructuración cognitiva. (107)

PERSONA: Sí. De acuerdo. (108)

La Persona acepta el proceso sugerido por lo que las condiciones propiciatorias del proceso están sentadas de acuerdo con lo esperado en el Proini. Esto evidencia objetivación experiencial de su parte como se espera del Prodoe. (108)

IFA: Ya hemos visto con objetividad cuáles son los elementos del momento motivacional de vida que tenemos. Hay otro aspecto que no podemos perder de vista. Tanto tú como Mabel, tienen el derecho de dejar de querer o amar. (109)
PERSONA: ¡Oh, sí!

Ante la aceptación por parte de la Persona, el Ifa continúa con el proceso de objetivación experiencial (Prodoe) y la construcción del momvi (Proini). (109)

IFA: Eso nadie lo programa. Pudo haber sido a la inversa que tú hubieras sentido que ya no la querías. Y que le hubieras dicho: Mabel, yo tengo dudas de mi amor por ti. Tú no puedes decir: Hoy voy a querer a una persona y mañana no. Tú puedes decidir hoy reanudar o no la relación, pero dejar de querer a Mabel no. Ese es un sentimiento que se da o se quita poco a poco.

Hay que pensar también, objetivamente, que el hecho de que
ella haya sentido dudas sobre sus sentimientos hacia ti, no la hace
ser mala; no quiere decir tampoco que te haya fallado. Parece
que ella está siendo honesta contigo. Hubiera sido distinto si te
hubiera engañado. (110)

El Ifa continua modelando los procesos de objetivación experiencial y
de reestructuración cognitiva. (110)

PERSONA: Estoy de acuerdo. (111)

La afirmación: *Estoy de acuerdo...* es indicativa de que se está dando
la objetivación experiencial y la reestructuración cognitiva por parte de la
Persona. (111)

IFA: Otro aspecto que hay que examinar con objetividad es que
tú tienes dudas de por qué no te habló con claridad. Esa es una
espina que llevas contigo.
PERSONA: ¡Umju!
IFA: Quiero preguntarte, para no darlo por sentado. ¿Te ha
surgido la duda de que haya una tercera persona, de que ella se
haya enamorado de alguien? (112)

El Ifa vuelve a auscultar la relación sintomática del momvi (Proini/
Prodoe) a verificar si hay alguna otra sima – infidelidad - y a identificar
posibles Ases (112).

PERSONA: No es que ella se haya enamorado de otra persona
pero la forma en que me dijo eso a mí... Porque antes que yo, ella
tuvo un muchacho cuando era más chiquita: su primer novio. En
sí eso no fue nada; cosas de nenes. (113)

Un elemento del momvi del pasado de Mabel (la relación afectiva
adolescente) parece haber reactivado su capacidad determinativa conductual
por lo que ha entrado a la dimensión rotacional del momvi en el presente
de la Persona, se convierte en otra sima y está trastocando su equilibrio
vida-momento. (113)

IFA: Su primera ilusión.

PERSONA: Sí... su primer novio... En pocas palabras porque tampoco lo eran; porque hay quienes dicen que son novios y no lo son... En mi insistencia por saber lo que había pasado, ella me contraataca que no sabe si lo quiere a él o a mí, después de tres años conmigo. Y yo sé que ella lo dijo para despegarse de mí y no porque lo quiera a él en sí. Yo sé que no lo quiere porque si fuera así, me hubiera dejado a mi hace tiempo. Pero eso me chocó mucho. (114)

La Persona introduce un nuevo aspecto del momento motivacional de vida propio del pasado el cual se utilizará en la construcción de su momvi según corresponde al Proini. (114)

IFA: Te creó dudas.
PERSONA: Exacto. (115)

La afirmación de la Persona evidencia que esta sima y el Ase asociado a ella (ex novio de Mabel) han adquirido capacidad determinativa conductual por eso se atiende como parte del Prodoe. (115*)*

IFA: O sea, que puedes decir con objetividad: Tengo razón para dudar si está enamorada de otra persona o no. (116)

El Ifa propicia que la Persona objetive los aspectos de su momvi como corresponde al Prodoe: objetivación experiencial de la sima. (116)

PERSONA: Pero en eso mi ser me dice que es mentira porque después yo hablé con ella o ella quiso hablar conmigo y me dio a demostrar que era mentira. Que lo había hecho para despegarse de mí porque no se le iba a hacer muy fácil. Y me pidió que la disculpara por eso, que eso era mentira. (117)

El Ifa deberá explorar más a fondo este asunto para verificar el nivel de impacto real y de importancia que tiene en la Persona y en la disfunción. (117) Esto corresponde a la definición del momvi propio del Proini y a la relación sintomática del Prodoe (nivel de impacto).

IFA: Entiendo. Hay otro aspecto vinculado a ese. Tú no tienes una razón válida ni una explicación clara para la acción de Mabel.

Eso significa que estás en un estado de duda y de incertidumbre. Es importante que entiendas eso. Fíjate que todo lo que has dicho forma parte de tu momento motivacional de vida.

Para poder objetivar tu momvi, es importante que aprendas que como ser humano tú eres un ser pensante, racional. Esto hace de ti un ser optativo; un ser que es capaz de decidir y escoger entre opciones o alternativas.

Como ser pensante, optativo, tú tienes dos opciones racionales básicas vinculadas a la manera como usas tu capacidad racional en el manejo de tu momento motivacional de vida. (118)

El Ifa, fiel a la terapia, no cae en la tentación de seguir manejando simas sin haber sentado las bases y seguir el orden establecido, por lo que continua con la definición del momvi (como corresponde al Proini), la objetivación experiencial (Prodoe), la capacidad racional optativa (Preco) y el manejo del Proceso optativo mediante el manejo de las dos opciones racionales básicas asociadas a la capacidad racional optativa de la Persona contempladas en el modelo Temomvi. (118)

IFA: Esto es, tú tienes la opción de usar tu capacidad racional optativa para superarte, lo que yo lo asocio con la idea de producirte un up, *o crear una montaña y ver nuevos horizontes para ti o para derrotarte, para producirte un* down, *para crear un hoyo cada vez más profundo y oscuro y con menos opciones de vida para ti.*

¿Qué quiero decir con todo esto? Pues que tú tienes la opción de utilizar tus pensamientos y las acciones, sensaciones, sentimientos y emociones que de ellos se derivan, para concentrarte en la situación sintiéndote cada vez más derrotado, confundiendo cada vez más tu vida con tu momento, y creando un hoyo o vacío existencial cada vez más profundo y con menos visibilidad y perspectiva del futuro. (119)

El Ifa procede a describir las opciones racionales básicas asociadas a la capacidad racional optativa a base de las imágenes visuales del hoyo y la montaña, y del *up* y del *down,* de fácil entendimiento para la Persona como corresponde al Preco y al Pop. (119)

PERSONA: ¡Umju! Así mismo es... (120)

IFA: Eso es lo que tú has estado haciendo...
PERSONA: ¡Umju!

La expresión afirmativa de la Persona valida la existencia de la disfunción a base de la confusión y la alteración del equilibrio vida-momento (Proini: definición de disfunción) y evidencia que se están dando los procesos de objetivación experiencial y reestructuración cognitiva... (120)

IFA:... usando tu energía para producirte un down *o meterte en un hoyo. (121)*

... e ilustra a qué corresponde esa utilización de la capacidad racional optativa para la derrota en el caso de la Persona... (Preco y Pop) (121)

IFA: Por otro lado, tienes la opción de usar esa misma capacidad, esos mismos pensamientos y las acciones, sensaciones, sentimientos y emociones que de ellos se derivan, para manejar la situación creando o descubriendo opciones para el manejo del momento motivacional de vida y sintiéndote cada vez más superado, diferenciando cada vez más tu vida y tu momento y creando la imagen de la montaña. A medida que aumente o crezca, la montaña te permitirá ver nuevos y más amplios horizontes e impedirá que caigas en el hoyo o vacío existencial. Esto ayudará a tener una mayor visibilidad y perspectiva de futuro. (122)

... y a qué corresponde esa otra actitud: utilización de la capacidad racional optativa para la superación (Preco y Pop). (122) No debe perderse de vista que el Ifa está utilizando el material del momvi y de las simas para modelar un proceso de objetivación experiencial y de reestructuración cognitiva, además de ayudar a que la Persona desarrolle un estilo de vida más efectivo a base de Temomvi. Es por eso que, a medida que progresa el proceso, la intervención directa del Ifa disminuirá y aumentará la suya.

IFA: Lo que estás haciendo en este momento, es un ejemplo de utilización de la capacidad racional optativa para la superación. Tú pudiste haberte ido a tu casa a seguir llorando y lamentándote, pero no, viniste aquí y has estado hablando conmigo buscando opciones para manejar tu situación motivacional de ayuda, para no confundir tu vida con tu momento evitando así derrotarte. Eso es sinónimo de construir la montaña y ver nuevos horizontes. (123)

El Ifa procede a ilustrar los procesos de la mejor manera: aplicándolos a las simas de la Persona, a su disfunción y a sus acciones como corresponde al Prodoe (objetivación experiencial) y al Preco (reestructuración cognitiva de la sima). (123)

> *IFA: Tu podrías irte esta tarde a tu casa, como supongo harás, y sentarte en una silla como has hecho en las pasadas semanas a pensar algo como lo siguiente:* ¿Por qué las cosas me habrán salido mal? ¿Por qué me falló? ¿Me habrá engañado? *o a lamentarte diciéndote o pensando*: !Qué infeliz soy!, !Todo me sale mal!, !Yo no sirvo!... etc. *De esa manera, estarías utilizando la capacidad racional optativa para derrotarte. (124)*

El Ifa continua su ilustración de la derrota como corresponde al Preco y al Pop enfatizando lo inadecuado de la utilización de la capacidad racional optativa para meterse en el hoyo. (124)

> *PERSONA: ¡Umju! (125)*

La Persona vuelve a dar indicios de estar asimilando los conceptos y procesos de la terapia. (125)

> *IFA: Pero, podrías usar ese mismo tiempo para decirte:* Yo quiero a Mabel; ella es importante en mi vida. Sin embargo, mi vida no puede girar alrededor de su decisión. Mi mayor deseo es estar con ella, pero si no puedo hacerlo, yo tengo otras opciones de vida. Yo sigo siendo el mismo ser humano con la capacidad de salir adelante. Yo no puedo abandonar mi trabajo porque es importante para mí, y para ella en caso de que se arregle la relación. Tampoco puedo abandonar mis estudios porque con ellos me estoy abriendo nuevas opciones de vida. Si vuelvo con ella y he mantenido mi trabajo y mis estudios la relación será mejor. Y si no es con ella y conozco otra persona con la que inicio una relación en la cual me siento feliz, entonces, mi trabajo y mis estudios me ayudarán a mantenerla. Yo soy un ser optativo; aún tengo opciones de vida. Y entre las opciones racionales básicas que tengo están el usar mi

capacidad racional optativa para superarme o para derrotarme y yo opto por superarme. (126)

El Ifa continua ilustrando el proceso de superación destacando la importancia de que el proceso optativo se focalice en opciones que aporten a superar las simas y la disfunción enfatizando cuánto más importante es la vida que el momento. Al destacar la trascendencia y relevancia futura de los estudios y el trabajo, el Ifa propiciará que la Persona supere el momvi y pueda visualizar la vida como algo más amplio e importante que éste (Prodoe y Preco). Con esta intervención el Ifa modela el proceso mental medular que ésta debe lograr para sentar las bases de la superación. Se trata de aceptar lo que no puede cambiar, cambiar lo que puede cambiar y lograr visualizar la diferencia entre ambos procesos mediante la objetivación experiencial y la reestructuración cognitiva. Hay que tener presente que el Ifa no le está diciendo cómo pensar y actuar, le está modelando los procesos que debe aprender a usar para desarrollar el estilo de vida adecuado y poder superar las simas y lograr la remisión de la disfunción.(126)

PERSONA: Eso lo entiendo. (127)

La Persona sigue dando indicios de estar asimilando los conceptos y procesos de la terapia. (127)

IFA: Yo te invito a que aprendas a manejar tu momento motivacional de vida y la sucesión de momentos motivacionales que es la vida como lo estamos haciendo ahora, objetivando y reestructurando las situaciones de vida a base de la utilización de la capacidad racional optativa para producirte un up *y no un* down*; para superarte y no para derrotarte; para crear una montaña, no para meterte en un hoyo. (128)*
PERSONA: Así mismo... (129)

El Ifa resume a base de los procesos medulares de la terapia algo propio del Proini: descripción del proceso de ayuda a base de Temomvi. (128)
La Persona sigue dando indicios de estar asimilando los conceptos y procesos de la terapia que es parte de lo esperado del Prodoe y del Preco. (129)

IFA: Ahora bien, quiero darte una asignación concreta. Quiero que examines cada una de tus acciones, pensamientos, sensaciones

y sentimientos preguntándote lo siguiente: ¿Contribuyen éstos a superarme o a derrotarme? Si es para superarte y construir la montaña, los mantienes, como guía para tu vida; si es para derrotarte y meterte en un hoyo, los descartas. Ten presente que hay tres condiciones que tienen que darse para que un pensamiento, sentimiento o acción contribuya a superarte y construir la montaña. Primero tiene que contribuir a que llegues a ser como quieres ser en la vida... Segundo, tiene que contribuir a que te sientas como quieres sentirte en la vida... Y por último, tiene que contribuir al bien común, a tu bienestar y al de los demás. Las tres condiciones tienen que cumplirse o darse para que se logre la superación. Si una u otra prevalece sobre las otras te meterás en un hoyo. (130)
PERSONA: Entiendo.

El Ifa comienza a asignar responsabilidades en la implantación de opciones comenzando a sentar las bases del Compromiso optativo que se contempla en el Pop además de dejar sentadas las condiciones para el uso adecuado de la capacidad racional optativa como corresponde al Proini y al Preco. (130)

PERSONA: Muy bien. (131)

La Persona acepta la encomienda y se sella un primer compromiso optativo que formará parte del plan de intervención negociado que se contempla en el Pop: Compromiso optativo y se evalúa en el Prodeva: Plan de intervención negociado. (131)

IFA: No olvides el mensaje que has de darte: Yo soy un ser un ser optativo; tengo que usar mi capacidad racional optativa para crear la montaña y ver nuevos horizontes, no para meterme en un hoyo. *(132)*

Consciente de que la Persona está entendiendo el mensaje, el Ifa aprovecha para introducir la fase del compromiso optativo que corresponde a los acuerdos negociados y contratos que se hacen entre la Persona, el Ifa y los Agentes sistémicos. Por eso procede a darle como primera asignación que examine sus acciones, pensamientos, sensaciones y sentimientos en términos de las opciones racionales básicas propias de su capacidad racional optativa. (Preco: utilización de la capacidad racional optativa para la superación). (132)

> *PERSONA: Claro.*
> *IFA: Otro aspecto importante que hay que ver objetivamente es la posibilidad de que Mabel no quiera mantener la relación contigo. Tú no puedes derrotarte por alguien que no te quiere; se justifica luchar por alguien que te quiere o que hay posibilidades de que llegue a quererte, pero no por quien no desea estar contigo porque no es capaz de amarte. Por eso, no se justifica que uses la capacidad racional para el* down *o la derrota.*
>
> > *Es algo parecido a lo que dijiste ahorita:* Cuando algo anda mal en una parte de la pareja la otra parte tiene que responder. *En eso si que vale la pena invertir la energía. Pero, si ese no es el caso, hay que examinarlo con objetividad y racionalmente y poner cada cosa en su sitio. Por eso es que quiero ayudarte a que aprendas a hacer uso de los proceso de objetivación experiencial y reestructuración cognitiva. (133)*
> *PERSONA: Eso no lo entiendo. (134)*

Cuando se habla de justificación se trata de que la Persona entienda que la capacidad racional optativa tiene que usarse adecuadamente, o sea proactivamente o para la superación. El Ifa va ayudándola para que entienda la relación de los aspectos de la sima y el momvi con los componentes del proceso de ayuda, particularmente Prodoe y Preco. (133) Con su duda, demuestra que está involucrada en el proceso y que aún no asimila a cabalidad algunos conceptos básicos que se están introduciendo. (133-134)

> *IFA: Me imagino que todavía no lo tienes claro. Pero yo te lo voy a explicar porque es importante, no que te aprendas los nombres o términos, que* pueden parecer *un poco complicados, sino que sepas de qué se trata cada uno de ellos. La reestructuración cognitiva se relaciona con la idea de ver cuáles de las reacciones y conductas que estás experienciando como resultado de tu momento motivacional de vida son racionales y lógicamente esperadas. Esto es, ver cuan razonable y justo es que te sientas como te estás sintiendo y tratar de poner cada pensamiento, acción o sentimiento en el lugar que le corresponde. A veces*

nosotros exageramos nuestros síntomas o lo que estamos
sintiendo debido a que confundimos la vida con el momento. Es
como si sacáramos todo fuera de proporción o de la realidad.
(135)

El Ifa procede a explicar los términos enfatizando que lo importante es
entender el mensaje y no el dominio de la terminología utilizada. Esto es
lo esperado del Proini respecto a la descripción de los procesos básicos. Se
espera que más tarde la Persona se familiarice con los conceptos y términos
y pueda mencionarlos y entenderlos con claridad. (135)

PERSONA: Pero es que lo que me está pasando es bien fuerte.
(136)

La Persona deja ver cuan fuerte es el impacto de la sima en su momvi
y justifica su modo de ver y manejar su momvi. Esto evidencia resistencia
a romper con su funcionamiento instintivo, emocional e irracional. Esto es
cónsono con lo que se espera manejar durante el Prodoe y el Preco respecto
a la relación sintomática y su nivel de impacto e intensidad. (136)

IFA: Sí, lo sé. Si tú lo dices, sé que es así. Sin embargo, debes
entender que el hecho de que estés aquí no significa que estés
enfermo o desajustado. El que te sientas triste, frustrado y
deprimido no es sinónimo de enfermedad ni desajuste. Que te
sientas de esta manera es lógicamente esperado. Es natural que
te sientas triste debido a la situación. Lo que no es natural es
usar tu situación para producirte un down *o para meterte en un*
hoyo.
Es lógicamente esperado también que te sientas afectado
en tu trabajo, y que no quieras compartir con nadie, que tu
cuerpo reaccione con dolor de cabeza, náuseas, etc. Todo eso
es lógicamente esperado. ¿Por qué? Porque con el trastoque del
equilibrio vida-momento y la confusión vida-momento todo el
sistema que tú eres se ha afectado. No dudo, incluso, que ante la
situación hayas pensado que te vas a volver loco. (137)

El Ifa maneja la reubicación cognitiva en términos de lo natural y
lógicamente esperado que son sus síntomas en virtud de la sima y del momvi
y destaca así la relación que existe entre el proceso de reestructuración

cognitiva, la capacidad racional optativa y las opciones racionales básicas. El Ifa no sólo explica el proceso de reestructuración cognitiva, sino que haciendo uso de los componentes de las simas y del momvi, lo define y modela la forma de llevarlo a cabo. Además, el Ifa reafirma la relación causal entre el trastoque del equilibrio vida-momento, la confusión vida-momento y la relación sintomática. (137) Todo esto en armonía con la Dimensión experiencial sintomática - Reubicación cognitiva del Preco y el Pop: Uso de la capacidad racional optativa.

PERSONA: ¡Umju! (138)

La Persona vuelve a confirmar su estado de confusión vida-momento como se espera en el Proini: Identificación de las simas y la disfunción y da indicio de volver al proceso de objetivación experiencial y reestructuración cognitiva. (138)

IFA: Lo has dicho... Yo me voy a volver loco, Yo no sirvo para nada, Yo soy una porquería como ser humano *y otras ideas similares deben haber venido a tu mente. (140)*

El Ifa describe la confusión vida-momento y su efecto en el concepto sistémico del Yo de la Persona para verificar si la imagen que tiene de sí misma se ha afectado. En armonía con el Proini: Identificación de la disfunción y concepto sistémico del Yo. (140)

PERSONA: Sí, así es. (141)

La Persona confirma su estado de confusión vida-momento lo que armoniza con la identificación de las simas y la disfunción del Proini y la construcción del concepto sistémico del Yo. (141)

IFA: Sin embargo, tú sigues siendo el magnífico ser humano de siempre... porque, déjame decirte, que me impresionas muy positivamente; tu nobleza y la intensidad de tus sentimientos me hacen pensar que eres tremendo ser humano. Y eso no lo digo por decirlo; lo creo honestamente. Es importante que te entiendas y que ubiques cada uno de esos síntomas o rasgos de la situación en su perspectiva correcta. Esos síntomas van a ir pasando o desapareciendo a medida que el equilibrio vida-momento se restablezca. Nosotros vamos a estar trabajando con eso. Pero tienes que darte prioridad y pensar, primero en ti, y luego, en Mabel. (142)

El Ifa aprovecha para retroalimentar a la Persona en términos de la reafirmación valorativa conductual, aspecto que corresponde al Preco y al Pop. (142)

PERSONA: Sí, pero fíjese en la situación de este momento... Yo le dije que me llamó el Viernes Santo, ¿verdad? (143)

... pero la Persona, aunque da indicios de estar comenzando a ver y evaluar su vida como sucesión de momentos motivacionales, se resiste a modificar el foco de intervención y vuelve a centrar su atención en Mabel (143) y en su funcionamiento emocional. Con esta acción dificulta continuar con la definición de su momvi e identificación de simas del Proini y con la objetivación experiencial.

IFA: ¡Umju! (144)

El Ifa da espacio para que continúe expresando sus emociones y sentimiento y elaborando aspectos del momvi de la sima ya que aún se encuentra en la etapa inicial (Proini) y en la elaboración de los aspectos conceptuales de Temomvi que luego se habrán de enfatizar y trabajar con mayor profundidad. (144)

PERSONA: Pues resulta que ayer ella me llamó también. El Viernes Santo me trató bien fríamente y mi reacción ayer fue... Bueno, la reacción de un ser humano: uno se pone rebelde. Ella me llamó para saludarme y el que la trató fríamente fui yo. Y después que lo hice me sentí mal, pero como que descargué algo dentro de mí... No sé... Y yo sé que ella se fue porque no se atrevió a venir aquí. !Un montón de veces se lo dije! Ella es bien negativa. (145)

La Persona se aferra a manejar la situación desde un punto de vista emocional obstaculizando en cierta forma el proceso de objetivación experiencial (Prodoe) y la definición del momvi. (145)

IFA: ¿Ella estudiaba aquí también?

PERSONA: Sí. Por eso le dije que siempre estábamos juntos.

IFA: Cuando yo te digo, Pedro, que te des prioridad no quiero decir que saques a Mabel definitivamente de tu vida, sino que pienses: Mientras mejor yo esté, mayores probabilidades hay de reanudar la relación satisfactoriamente. *De eso es que se trata. Porque si te metes en un hoyo y ella en otro, ninguno sale.*

Vamos a tratar, en algún momento, de comunicarnos con ella. Tal vez venga y podamos reunirnos. Cuando te comuniques con ella explícale lo que estamos haciendo. Puedes explicárselo de la siguiente manera: En el proceso con Roberto vamos a examinar nuestra situación y si en el balance descubrimos que podemos estar juntos otra vez, nos unimos; si del balance concluimos que cada cual debe seguir su propio camino, nos separamos definitivamente o por algún tiempo, pero en paz. Vamos a analizar nuestro momento motivacional de vida con un profesional de ayuda. *Ese sería un buen mensaje. ¿De acuerdo? (146)*

PERSONA: ¡Umju!

El Ifa, en su rol de modelo y maestro, aclara el mensaje que le ha dado a la Persona para ayudarla a ubicarse mejor en el proceso y propone una opción de manejo como estrategia para incorporar a Mabel como Asi al proceso. Este mensaje, como es de esperarse, apela a la objetivación experiencial y a la reestructuración cognitiva de la situación motivacional de ayuda. Además, incorpora otra asignación al compromiso optativo: hablar con Mabel sobre el proceso de ayuda. Esto corresponde al Proini: Identificación de Asis Prodoe y al Preco (utilización proactiva de la capacidad racional) (146)

IFA: Si ella puede comunicarse conmigo, yo estoy dispuesto a discutirlo con ella. Aunque prefiero que tú hables con ella primero; que auscultes cómo ve el que ambos examinen su situación conmigo para tomar la decisión que crean conveniente. No se trata de reconciliarse si es que la reconciliación no es la opción adecuada. Tampoco se trata de dejarse definitivamente si pueden reconciliarse. Se trata de descubrir lo que más les conviene para lograr la recuperación del equilibrio vida-momento y acuerdos satisfactorios a base de lo que entiendan que es mejor para ustedes como pareja.

Otro aspecto del proceso que me interesa que aprendas hoy, además de no confundir tu vida con tu momento y de utilizar tu capacidad racional optativa para la superación, para producirse un up *y no un* down, *para construir la montaña, no para meterte en un hoyo, es que evites y aprendas a no sufrir en* lay away. *(147)*

En la medida en que sea posible, se propicia que la Persona asuma responsabilidad primaria en la implantación de opciones. Por eso el Ifa resalta el que sea la Persona antes que él quien contacte a Mabel (Asi). Esto forma parte del Proceso optativo: Diseño de estrategias e identificación de opciones e interventores y del Compromiso optativo: fijación de responsabilidades. El Ifa reafirma la invitación a trabajar en pareja destacando las posibles opciones de manejo. Luego vuelve a retomar el Proini introduciendo un nuevo concepto del modelo a tono con el Proini. (147)

PERSONA: ¿Qué es eso?
IFA: Algo que puede parecer gracioso, pero que no lo es. Por el contrario, es muy serio. Esto es lo que yo llamo técnicamente el sufrimiento anticipado a cuentagotas. Sufrir en lay away *es el error común en la persona que disfunciona o confunde su vida con su momento. Eso quiere decir proyectarte hacia el futuro desde el momento motivacional de vida y las situaciones motivacionales de ayuda que estás experienciando para imaginarte consecuencias que crees que vas a sufrir como resultado de dicho momento, y comenzar a sufrírtelas desde ahora, de forma anticipada y como si fuera en cámara lenta, sin tener garantía alguna de que vayan a ocurrir.*

Por ejemplo en tu caso, puedes estar pensando lo siguiente:
Ella se va a quedar por allá para siempre, o se enamora de otra persona y la gente va a pensar que me cogieron de zángano... *Otra idea puede ser:* Si Mabel no quiere volver conmigo, todos mis planes se van a ir al piso. No voy a poder estudiar, ni conservar mi trabajo... *o* Si Mabel no quiere estar conmigo, nadie va querer estar conmigo tampoco *y otras ideas similares. (148)*

El Ifa elabora el concepto del sufrimiento en *lay away* que corresponde al error básico de la Persona que disfunciona. (Prodoe: sufrimiento en *lay away)*. El Ifa ilustra cómo la Persona incurre en dicho sufrimiento utilizando elementos del momvi y de las simas de la Persona. (148)

> *PERSONA: Pienso todo eso... (149)*

La afirmación de la Persona demuestra que está incurriendo en el error típico del sufrimiento en *lay away*. Esto es otra evidencia de la confusión vida- momento que se ausculta durante el Proini. (149).

> *IFA: Piensas todo eso, ¿verdad? Me lo imaginaba. (150)*

El Ifa comunica empatía al dejarle ver a la Persona que entiende y sabe lo que está viviendo al decirle: *Me lo imaginaba. (150)*

> *PERSONA: Y también pienso que la persona que venga donde mí*
> *la voy a hacer infeliz. Y a mi no me gustaría hacerle nada malo*
> *a nadie.*
> *IFA: OK. Eso es sufrimiento en lay away. Y eso hay que cortarlo de*
> *inmediato porque es una forma de utilizar la capacidad racional*
> *optativa para derrotarte o producirte... ¿un qué decíamos? (151)*
> *PERSONA: Un down.*

El Ifa corrobora con la pregunta el nivel de captación, asimilación y entendimiento de la Persona quien, además, da indicios de su esquema de valores (visión de mundo y espiritualidad) al enfatizar que no le gustaría hacerle daño a nadie. (151)

> *IFA: Muy bien, un down. Y lo que sucede es lo siguiente: cuando*
> *nos encontramos en una situación en la que se altera mi equilibrio*
> *vida-momento surge, como ya se ha visto, la disfunción. Esta se*
> *produce debido a la disonancia o la alteración del equilibrio entre*
> *el momento que estoy experienciando y la sucesión de momentos*
> *motivacionales que me queda por vivir que, como te indiqué, es*
> *lo que definimos como vida. La disfunción se caracteriza por una*
> *sensación de incapacidad para seguir viviendo efectivamente*
> *como resultado de la confusión entre mi momento y mi vida. Es*
> *por eso que cuando disfuncionas no puedes proyectarte hacia el*
> *futuro con optimismo; por que estás haciendo de tu momento, tu*
> *vida. (152)*

PERSONA: ¡Umju! Eso es así.

El Ifa procede, nuevamente, a explicar qué es la disfunción y su efecto en la visión de futuro a base de las simas de la Persona. Su afirmación demuestra que está asimilando los procesos. Esto corresponde tanto al Prodoe como al Preco: Manejo del sufrimiento en *lay away* (152)

> *IFA: Entonces lo haces pensando negativamente; pensando en que todo va a ir mal. Y piensas sólo en las cosas negativas y comienzas a sufrírtelas desde ahora sin tener garantía alguna de que ocurran.*
>
> *Por ejemplo: Lo que decías hace un instante: La próxima mujer que venga a mi lado la voy a hacer infeliz. Si Mabel no volviera, lo que es posible, la próxima mujer en tu vida puede aparecer dentro de dos meses, seis meses, un año o tres años... Nadie puede precisarlo. ¿Crees tú que es racional o lógico estar sufriendo por esa posibilidad durante ese tiempo sin tener garantía alguna de que eso ocurra? (153)*
> *PERSONA: No. Eso no es correcto.*

Con está pregunta el Ifa trata de que la Persona objetive experiencial-mente y comience su proceso de reestructuración cognitiva para que pueda sustituir eventualmente el sufrimiento en *lay away* por la acción prospectiva mental. (153)

> *IFA: Quizás ocurra que la conoces, te enamoras y son felices. Y hasta llegues a concluir que fue conveniente la decisión de Mabel de terminar la relación de ustedes. Sin embargo, habrás estado todo ese tiempo usando tu energía para producirte un* down *en lugar de un* up. *No es correcto pensar que debido a que las cosas te han ido mal en esta relación, te irán mal en otra relación. Así que cada vez que pienses prospectivamente, que te proyectes al futuro y te des cuenta de que te estás imaginando situaciones, las cuales estás sufriendo desde tu momento sin tener garantía de que eso vaya a pasar, estarás sufriendo en* lay away. *Además debes descubrir el significado y lo que debes aprender con lo sucedido. (154)*
> *PERSONA: Entiendo.*

El Ifa sigue ilustrando el sufrimiento en *lay away* y evidenciando la búsqueda de significado personal de la experiencia según se espera del Prodoe (154).

> *IFA: Ahora bien, hay una forma de evitar el sufrimiento en* lay away. *Y es mediante el desarrollo de planes de contingencia o lo que yo llamo la acción prospectiva mental. Esto se refiere a la acción de proyectarnos al futuro desde nuestro momvi para identificar situaciones motivacionales de ayuda o consecuencias que sabemos que van a venir como resultado de nuestro momvi y sus simas y diseñar planes de contingencia para prevenirlas o manejarlas. Fíjate, es natural que la Persona trate de ver las consecuencias futuras de lo que está experienciando. Sin embargo, hay que saber cómo proyectarse para verlas.*
>
> *Por ejemplo, tú puedes pensar lo siguiente:* Si Mabel vuelve vamos a hablar. Es posible que no esté de buen ánimo o que no me alegre el que haya vuelto. Si me sintiera así voy a tratar de manejar la situación de tal manera. *Eso es planificar para manejar una posible situación.*
>
> *Otra posibilidad es que no quiera volver, en cuyo caso tú podrías decirte:* Si Mabel no vuelve, me voy a sentir triste. Pero tengo que manejar mi tristeza. Y la mejor forma de hacerlo sería de esta forma… *Fíjate que en estos casos no estás sufriendo por la situación, sino preparándote para manejarla más efectivamente. O sea, estás desarrollando planes de contingencia. De eso se trata la acción prospectiva mental. Es la forma adecuada de usar la capacidad racional optativa para producirte un* up, *para superarte, para ir construyendo tu montaña y salir del hoyo. ¿Estás claro? (155)*
>
> *PERSONA: Sí, seguro*

El Ifa, en su rol de maestro y modelo, procede a ilustrar la contraparte del sufrimiento en *lay away* que es la acción prospectiva mental (utilización proactiva de la capacidad racional) para desarrollar planes de contingencia y a destacar su efecto en la remisión de la disfunción a base de las simas de la Persona como corresponde al Prodoe y al Preco. (155)

> *IFA: Bueno… Hoy hemos hablado de muchos asuntos. ¿Cómo te sientes? (156)*

El Ifa ausculta el estado de ánimo del la Persona para ver cómo la ha impactado el proceso. (156)

> *PERSONA: Me siento como más descargado. Al menos alguien me escucha. Yo he hablado esto con algunas compañeras de trabajo que conocían a mi novia bien. Ellas lo único que me dicen es que me vaya a pasear y creo que esa no es la mejor manera de bregar con esto. Usted me ha ayudado a entender mejor lo que pasa conmigo y con Mabel.*

La Persona evidencia satisfacción y logro además de que demuestra que se ha iniciado el proceso de objetivación experiencial y de reestructuración cognitiva. (157)

> *IFA: Me alegro. Lo que tienes que hacer es lo que hemos hecho: analizar lo sucedido con objetividad, poner cada cosa en su sitio, usar la capacidad racional optativa para superarte, no sufrir en lay away, ver las opciones de manejo que tenemos, desarrollar planes de contingencia y ponerlos en práctica. En la sesión de hoy hemos explorado y negociado algunas opciones específicas. Nos queda por ver y examinar en nuestra próxima sesión qué otras opciones tenemos para el manejo de la situación y qué otros compromisos vamos a hacer de tu parte, de la mía y de las personas que vamos a incorporar al proceso.*
>
> *Voy a darte otra asignación para el manejo de los aspectos del momento motivacional de vida que hemos examinado hoy: Dedícate a practicar los procesos que has aprendido: la objetivación experiencial y la reestructuración cognitiva y hacer uso de la capacidad racional optativa para construir la montaña o superarte y la acción prospectiva mental, que no es otra cosa que desarrollar planes de contingencia. Pónlos en práctica, especialmente en tu trabajo. Asegúrate de no confundir tu vida con tu momento. La situación con Mabel no vamos a cambiarla de la noche a la mañana. Pero tu trabajo no puedes echarlo a perder, si te es posible salvarlo. (158)*

El Ifa repasa los aspectos del proceso e identifica posibles áreas de intervención para la próxima sesión. Además, le da otra asignación a la Persona. (158)

PERSONA: Sí, seguro. (159)

La afirmación de la Persona evidencia su compromiso con el proceso. (159)

> *IFA: Cuando estés en tu trabajo debes tener presente los tres aspectos principales analizados hoy: no confundir tu vida con tu momento, usar tu capacidad racional optativa para superarte, producirte un* up *o construir tu montaña y no para derrotarte, producirte un* down *o meterte en un hoyo. Y, por último, no sufrir en* lay away, *sino crear planes de contingencia. (160)*
>
> *Quiero que empieces a tener logros en tu trabajo. No olvides que habías perdido la sensación de logro personal. Quiero que te pruebes a ti mismo mediante tu trabajo que puedes restablecer tu equilibrio vida-momento. Usa el proceso de objetivación experiencial, que no es otra cosa que examinar tu situación dejando a un lado, momentáneamente, tus sentimientos y emociones para hacer uso adecuado de tu capacidad racional y optativa. ¿De acuerdo? (161)*
> *PERSONA: De acuerdo.*
> *IFA: Entonces nos vemos la próxima semana. (Le estrecha la mano). (162)*
> *PERSONA: Hasta entonces.*
> *IFA: Nos vemos.*

Cierre de la sesión

Luego de haber manejado la fase iniciar y haber introducido aspectos básicos de Temomvi - el proceso de objetivación experiencial, el proceso de reestructuración cognitiva y el optativo, además de los conceptos del momvi, la vida y la disfunción, el mito de la felicidad, el sufrimiento en *lay away* y la acción prospectiva mental-, el IFA procede a repasar lo acontecido y al cierre y de la sesión mediante un resumen de los aspectos del proceso y de Temomvi. El Ifa introduce una opción de manejo como parte del compromiso optativo y acuerda el seguimiento del proceso. (161)

En la Tabla 1 se presenta una relación del progreso de la terapia en el caso de Pedro durante cinco sesiones terapéuticas. Como puede apreciarse la Tabla 1. Progreso de las simas de Pedro en los primeros cinco momvis intervenidos a base de la intensidad de los síntomas relación de momvis versus simas permite llevar a cabo un análisis del progreso de la terapia. Además provee un cuadro claro del progreso o estancamiento de la Persona. También es posible hacer una gráfica del progreso alcanzado.

Nombre de la Persona:		Pedro _____		Código: A: _____,1	
Valoración*					
Simas	Momvi I	Momvi II	Momvi III	Momvi IV	Momvi V
1. Ansiedad	3	3	1	2	1
2. Autoestima baja	3	2	2	2	2
3. Depresión	3	2	1	1	0
4. Estrés postraumático:	3	3	2	1	1
5. Hábitos de estudio	3	2	2	1	0
6. Inadaptación general	3	2	1	1	0
7. Falta de motivación,	3	2	2	1	1
8. Pérdida afectiva: novia	3	3	2	2	2
9. Inadaptación en el empleo	3	2	1	0	0
10. Toma de decisiones	3	2	2	2	1
Totales	30	23	16	13	8
Simas					
Primaria:	4	8	10	7	8
Secundaria:	8	3	2	10	2
Terciaria:	6	10	8	8	10

Diagnóstico DMS IV R	Eje I: Estrés post traumático (309.81)/ Ansiedad generalizada (300.02	Eje II: n/a	Eje III: n/a	Eje IV: V62.82	Eje V: 65
Roberto Ramos Meléndez, Ph.D.			Psicólogo-consejero		
Ifa			Categoría		

* Mucho (3), Regular (2), Poco (1) (0) Superado
© Derechos Reservados: Roberto Ramos Meléndez, Ph.D.

La siguiente gráfica ilustra el progreso de la terapia en cinco de las simas manejadas durante el proceso. Como puede apreciarse esto permite a la Persona, al Ifa y a los otros interventores visualizar la magnitud de los cambios que van propiciando el reestablecimiento del equilibrio vida-momento y la remisión de la disfunción y viabiliza el desarrollo de investigaciones para la validación de resultados.

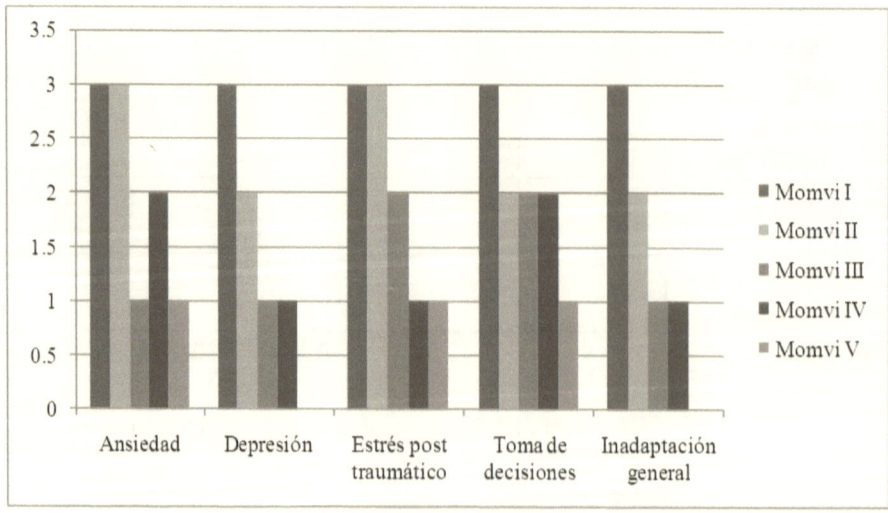

Figura 15. Ilustración del progreso de cinco de las simas de Pedro en los primeros cinco momvis intervenidos a base de la intensidad de los síntomas

Conclusión

En el presente trabajo se ha hecho una descripción de la Terapia del momento motivacional de vida (Temomvi), se han expuestos los principios y criterios para su aplicación y se ha hecho un análisis de una entrevista inicial. El propósito principal ha sido que el lector pueda iniciarse en los aspectos y manejo de la terapia. Debe tenerse en cuenta que las destrezas del Ifa irán desarrollándose a medida que se aplica la terapia. Es importante además, tener en cuenta lo que se ilustra en la entrevista: el proceso no es lineal, los componentes de la terapia se entrelazan y desde el inicio se van atendiendo aspectos de las diferentes etapas. No obstante, hay que asegurarse de que vayan hilvanándose los procesos y que se logre la integración en el manejo de la disfunción mediante la aplicación de procesos medulares de la terapia sin presionar indebidamente la asimilación y entendimiento de cada uno de ellos. Cada proceso tiene su momento de asimilación y aceptación por parte de la Persona.

Las bases y principios de la terapia han sido formuladas. Espero que los profesionales de ayuda hagan suyo el modelo y descubran su valor y efectividad y sean capaces de modificarlo y ampliarlo en la medida en que entiendan que debe hacerse. Sus aportaciones y retroalimentación, son bienvenidas.

Glosario

Agentes sistémicos externos (Ases)

Componentes ecológicos y sistémicos que no están vinculados en primera instancia de manera afectiva con la persona que busca ayuda pero que están relacionados de alguna manera con el surgimiento o remisión de las simas y la disfunción. Estos son incorporados de forma sistemática en el proceso de ayuda psicológica.

Agentes sistémicos internos (Asis)

Componentes ecológicos o sistémicos que están vinculados en primera instancia de manera afectiva con la persona que busca ayuda y que están relacionados de alguna manera con el surgimiento o remisión de las simas y la disfunción. Estos son incorporados de forma sistemática en el proceso de ayuda psicológica.

Acción prospectiva mental

Proceso mediante el cual la persona se proyecta al futuro desde su momento motivacional de vida (momvi), no para sufrir por las posibles consecuencias que tendrán las simas, sino para identificar racionalmente y de forma objetiva las consecuencias que ha de vivir como resultado de las simas que está experienciando y desarrollar así planes de contingencia que eviten la alteración del equilibrio vida-momento.

Análisis organizacional

Se refiere al proceso de examinar los componentes que forman parte de una organización en términos de las funciones y roles que desempeñan sus miembros y el lugar que ocupan en la misma con el propósito de determinar el efecto que tienen en el surgimiento y remisión de las simas y la disfunción de las personas que la forman y de ésta misma.

Balance prospectivo de cambio

Se refiere a la disposición y actitud de la persona para modificar aspectos de su vida y su momento motivacional de vida independientemente del efecto que las simas y la disfunción tengan en ella.

Capacidad determinativa conductual

Potencial que tienen las variables bioecológicas y los sistemas de alterar el equilibrio vida-momento y determinar el modo de ser, sentir y actuar de la persona. Éstas se ubican en la dimensión rotacional del ser y del momvi.

Capacidad racional optativa

Capacidad que tiene la persona de optar o seleccionar entre diferentes alternativas u opciones para el manejo de las situaciones motivacionales de ayuda. Como ser pensante y optativo ésta tiene dos opciones racionales básicas. La primera es la opción de utilizar su capacidad racional optativa para superarse (que se asocia con la idea de producirse un *up* o con la imagen de crear una montaña) y la segunda, la opción de utilizarla para derrotarse (asociada con la idea de producirse un *down* o con la imagen de meterse en un hoyo).

Concepto sistémico del Yo

El concepto sistémico del Yo representa el balance de las influencias que los sistemas que le son significativos a la persona han dejado en ella. Sin embargo, este balance no representa un concepto unitario del Yo, sino una multiplicidad sistémica de ideas sobre la persona que cree ser, que otros piensan que es, que otros quisieran que fuera, que le gustaría ser, que quiere ser, etc.

Confusión vida-momento

Es el estado en el cual la persona pierde perspectiva de lo que es su vida como resultado de la evaluación que hace de su momento motivacional de vida a base del mito de la felicidad. La persona, entonces, hace de su momento su vida y se produce la disfunción.

Disfunción

La disfunción se define como la confusión vida-momento que surge como resultado de la incapacidad de la Persona para discernir o diferenciar entre la vida y el momento motivacional de vida (momvi) debido a su crianza basada en el mito de la felicidad. Puede verse, además, como la tendencia a hacer de su momento su vida y a evaluar su existencia en función de las características propias de ese momento particular (momvi) y no de la sucesión de momentos motivacionales que le queda por vivir (vida). El suicidio es la confusión máxima vida-momento y, por lo tanto, se considera la mayor de las disfunciones.

Equilibrio vida-momento

Es el estado en el cual la persona percibe que los acontecimientos que se dan en su momvi están en armonía o responden a las expectativas que ésta tiene para la sucesión de momentos motivacionales que le queda por vivir por lo que siente que su vida es normal y no tiene problemas.

Experienciar

El concepto experienciar se refiere al proceso mediante el cual la persona se expone a las experiencias de la vida con el propósito de descubrir significado personal a lo vivido.

Interventor (a) formal de ayuda (Ifa)

El Interventor (a) formal de ayuda (Ifa) es el (la) profesional que por su formación académica y experiencia tiene la responsabilidad primaria de manejar el proceso de intervención psicológica.

Intervención de sistemas

Se refiere al proceso de intervenir los componentes que forman un sistema en términos de las funciones y roles que desempeñan y el lugar que ocupan en el mismo. Se intervienen con el propósito de determinar el efecto que tienen en el surgimiento y remisión de las simas y de la disfunción de las personas que lo forman y de estos mismos.

Método antropológico-antropocéntrico-experiencial

El método antropológico-antropocéntrico-experiencial (Ramos-Meléndez, 1990) consiste de la utilización de estrategias dirigidas a intervenir al ser humano partiendo del ser cultural que es a base de lo que éste ha experienciado, está experienciando e intuye que ha de experienciar. El método surge de la idea de que toda experiencia para ser realmente de aprendizaje y poder traducirse en acciones proactivas y adaptativas, tiene que ser significativa en términos de la persona y del momento motivacional de vida que está experienciando.

Mito de la felicidad

El mito de la felicidad se refiere a la visión de la existencia fundamentada en la creencia de que se ha venido al mundo a ser feliz. Ser feliz, por lo regular, se ve como antagónico con el dolor, el sufrimiento y del fracaso puesto que éstos, contrario al placer, al bienestar y al éxito, no se consideran condiciones inherentes a nuestra condición humana. Por tanto, durante su crianza se enseña a la persona que para ser feliz tiene que evitar o estar exento de sufrir, dolerse y fracasar. Entonces, en la medida en que sufre, se duele o fracasa, piensa que no tiene opción real a la felicidad por lo que tiende a verse como anormal debido a que no está cumpliendo con la expectativa sociocultural de ser feliz. Este hecho, eventualmente va a llevarla a verse como un ser disfuncional.

Momento motivacional de vida (momvi)

El momento motivacional de vida (momvi) se define como la convergencia en un espacio temporal definido de los componentes significativos del pasado, del presente y del futuro que conservan o tienen el poder de alterar el equilibrio vida-momento de la persona en virtud de su capacidad determinativa conductual. Es el estado particular al que la ha llevado el movimiento rotacional-traslacional de la existencia y del ser.

Movimiento rotacional-traslacional del ser y la existencia

Característica propia del ser humano como ser conductual que consiste de la tendencia natural a almacenar sus experiencias de vida y las ideas que hace de sí mismo a base de su capacidad determinativa conductual en el nivel rotacional o traslacional de la existencia y del ser.

Movimiento rotacional del ser y la existencia

El movimiento rotacional del ser y la existencia corresponde al conjunto de fuerzas producto del dinamismo de la conceptualización que la persona ha construido de sí misma a base de las influencias de los sistemas que tienen capacidad determinativa conductual.

Movimiento traslacional del ser y la existencia

Corresponde al movimiento del conjunto de fuerzas producto de las percepciones, las ideas, las expectativas y las demandas que los sistemas ponen o han puesto sobre la persona pero que a pesar de su dinamismo no tienen o han perdido su capacidad determinativa conductual en virtud del uso adecuado de la capacidad racional optativa y de los procesos de objetivación experiencial y de reestructuración cognitiva que ésta lleva a cabo.

Necesidades humanas básicas

De acuerdo con Ramos Meléndez (1990), existen dos necesidades humanas básicas: *la necesidad de llegar a ser como la persona quiere ser...* y *la necesidad de poder sentirse como la persona quiere sentirse...* Las acciones, conductas y motivaciones que rigen su modo de ser y comportarse responden básicamente al imperativo de satisfacer estas dos necesidades básicas.

Nivel de objetivación experiencial

El nivel de objetivación experiencial corresponde al estado alcanzado por la persona respecto al significado que le adscribe a los sistemas y a las simas que está manejando, específicamente en cuanto a la capacidad que siente que estas tienen para desarticular su equilibrio vida-momento y definir el concepto de sí misma.

Normalidad

Proceso transaccional entre la persona y su circunstancia cuyo resultado es una sensación general de estabilidad personal propia del equilibrio vida-momento. En la medida que ésta percibe que los acontecimientos que se dan en su momvi están en armonía o responden a las expectativas que tiene para la sucesión de momentos motivacionales que le queda por vivir, siente que su vida es normal y no tiene problemas mayores.

Opciones racionales básicas

Corresponde a las opciones que tiene la persona en cuanto al uso de su capacidad racional optativa. Estas son: 1) utilizar la capacidad racional optativa para superarse ó 2) utilizarla para derrotarse. Esto es utilizarla para producirse un *up* o un *down;* para crear una montaña y ver nuevos horizontes para sí o para crear un hoyo cada vez más profundo, más oscuro y con menos visibilidad y menos opciones de vida.

Persona

En Temomvi se utiliza el término Persona para identificar a quien busca ayuda o solicita servicios de consejería o psicológicos o que es referido(a) a esos efectos. Al así hacerlo se quiere destacar la dimensión humana del proceso y las características que como ser humano ésta tiene.

Personalidad

La Personalidad es el estado o balance circunstancial producido por la interacción de las variables ecológicas y genéticas que se van dando y modificando en el transcurso del tiempo y que definen nuestro modo de ser, sentir y actuar en cada momento motivacional de vida (momvi). Es el resultado de un proceso interaccional de elementos del ambiente y de la persona que es continuo e inacabable.

Plan de intervención negociado

El Plan de intervención negociado corresponde al conjunto de opciones identificadas y negociadas entre el Interventor formal de ayuda (Ifa), la Persona (P), los Agentes sistémicos internos (Asis) y los Agentes sistémicos externos (Ases) durante el Proceso optativo y que han de usarse en el manejo de las simas y de la disfunción.

Proceso de diferenciación vida-momento

Se refiere al proceso mediante el cual se enseña a la persona a distinguir entre la vida y el momento y a centrar la valoración y análisis de las simas en el momento motivacional y no en la vida como un todo. Se enfatiza el hecho de que los sucesos de la existencia son propios del momento motivacional de vida y que no se puede confundir la vida con el momento porque ésta es muy valiosa para hacerla tan simple. Por lo tanto, se enfatiza que el hecho de que su momento haga crisis, no quiere decir que su vida ha hecho crisis.

Proceso de evaluación (Prodeva)

El Proceso de evaluación corresponde al análisis que hacen el Ifa, la Persona y los Agentes sistémicos internos y externos del manejo de las intervenciones, negociaciones y acuerdos llevados a cabo como parte del Proceso optativo. El mismo se dirige a determinar si se han logrado los objetivos y metas del Plan de intervención negociado y si los logros se han dado con el nivel de objetivación experiencial adecuado. Además, incluye la fijación de responsabilidades y renegociación de acuerdos no cumplidos o atendidos por alguna de las partes.

Proceso de objetivación experiencial (Prodoe)

El Proceso de objetivación experiencial (Prodoe) se refiere a la acción deliberada de examinar los efectos de las situaciones motivacionales de ayuda (simas) en el momvi de la Persona dejando a un lado, momentáneamente, los sentimientos y emociones asociadas con ésta.

Proceso optativo (Pop)

El Proceso optativo (Pop) es un componente de la Etapa de trabajo e implantación de opciones del modelo de intervención terapéutica de Temomvi. En éste se trabaja en la reafirmación valorativa conductual, se identifican, analizan y seleccionan opciones para el proceso de ayuda, se negocia un plan de intervención y se establece un compromiso optativo entre la Persona (P), el (la) Interventor (a) formal de ayuda (Ifa) y los Agentes sistémicos internos (Asis) y externos (Ases).

Red de apoyo

Una red de apoyo es un conjunto de componentes ecológico y sistémicos que son incorporados en el proceso de ayuda por su capacidad para manejar las simas de la Persona y contribuir a la prevención o remisión de la disfunción. Está formada por los Asis, los Ases y el Ifa.

Proceso de reestructuración cognitiva (Preco)

El proceso de reestructuración cognitiva es una estrategia mediante la cual se le enseña a la Persona a sustituir cogniciones negativas y debilitadoras por pensamientos y acciones que propicien su funcionamiento adaptativo y su crecimiento personal además de prevenir o lograr la remisión de la disfunción.

Situación motivacional de ayuda (Sima)

Se refiere a la razón o razones por las cuales la Persona u organización recurre o es referida a un Interventor formal de ayuda para recibir sus servicios y consiste de la situación que amenaza con alterar o está alterando el equilibrio vida-momento.

Síndrome del suicida

Corresponde al estado mental y emocional caracterizado por la confusión vida-momento máxima producto de la crianza basada en el mito de la felicidad. En el mismo la Persona desarrolla una sensación de incapacidad y desesperanza debido al efecto de las simas y el mito de la felicidad sobre su equilibrio vida-momento que la lleva a pensar y sentir que la vida no tiene razón de ser debido que, en su confusión, piensa que todo lo que ha de vivir será dolor, sufrimiento y fracaso y esto sólo hará de ella un ser infeliz y anormal por lo que la única opción posible para enfrentar su estado, es el suicidio.

Sistema

Un sistema es un conjunto de elementos o componentes ecológicos que tienen una identidad propia y la capacidad de alterar o restablecer el equilibrio vida-momento y, por ende, pueden provocar el surgimiento o la remisión de la disfunción.

Sufrimiento anticipado a cuentagotas o en *lay away*

Se define como la tendencia a proyectarse al futuro en función de las consecuencias negativas que la Persona supone que ha de sufrir como consecuencia de la situación motivacional de ayuda que está experienciando y que altera su equilibrio vida-momento produciendo la consecuente disfunción. Por eso, se imagina su sufrimiento de forma anticipada y se lo sufre lentamente sin que haya ninguna garantía de que todo eso vaya a ocurrirle. En el proceso usa su capacidad racional optativa o pensante para derrotarse o meterse en un hoyo.

Variables bioecológicas

Conjunto de características o elementos personales y del ambiente que están impactando la persona y que, al alterar o reestablecer su equilibrio vida-momento, contribuyen al desarrollo o remisión de la sima y, por ende, de la disfunción.

Vida

La vida es una sucesión de momentos motivacionales que no se da en línea recta, sino con altas y bajas. Cada momento de vida se caracteriza por unos elementos o factores motivacionales particulares con capacidad determinativa conductual.

Visión de mundo

La visión de mundo se define como el conjunto de actitudes que determinan la forma y manera en que la persona se relaciona con la naturaleza, las circunstancias, consigo mismo y con los demás (Ramos-Meléndez, 1990). En cierta medida la visión de mundo es la forma de hacer operacional la filosofía de vida por lo que ésta tiene mucho que ver con la manera como ésta responde a los estímulos de su entorno.

Referencias

Cormier, W.H. & Cormier, L.S. (1985). *Interviewing strategies.* Monterey, CA: Brooks/Cole.

Ellis, A. (1962). *Reason and emotion in psychotherapy.* New York: Lyle Stuart.

Ellis, A., & Crieger, R. (1986). *Handbook of rational emotive therapy* (Vol. 2) New York: Springer.

Epícteto. (2012). *Manual y máximas.* México: Editorial Porrúa.

Gunnings, T. (1976). *A systemic approach to counseling.* East Lansing: Michigan State University.

Heráclito. Citado en Laercio, Diógenes. (1962). *Vidas de filósofos ilustres,*
trad. José Ortiz, Barcelona: Editorial Iberia.

Laguerre, I. (2003). *Modelo de consejería grupal para prevenir el*
surgimiento de disfunciones sexuales en la edad adulta en féminas adolescentes sobrevivientes de abuso sexual desde la perspectiva de la Terapia del momento motivacional de vida (Temomvi). Tesis. UPR. Río Piedras, P.R.

López-Rodríguez, Leticia. N. (1994) *La viabilidad de la aplicación del modelo Temomvi a la consejería del estudiante con talento excepcional.* Monografía. UPR. Río Piedras,. P.R.

Maslow, A. (1954). *Motivation and personality.* New York:Harper & Row.

Meichenbaum, D. (1977). *Cognitive behavior modification: A integrative Approach.* New York: Plenum.

Ortega y Gasset, J. (1959). *El tema de nuestro tiempo.* Madrid: Espasa-Calpe, S.A.

Pacheco, M. (1994). *El proceso de consejería grupal basado en la Terapia del momento motivacional de vida (Temomvi) en la adaptación de nuevo ingreso a la vida universitaria: un estudio experimental.* Disertación doctoral. UIA, Río Piedras, P.R.

Pérez Franqui, Laura (1992). *La orientación a niños con problemas de aprendizaje: Aplicación del modelo Temomvi.* Monografía. UPR. Río Piedras, P.R.

Ramos-Meléndez, R. (1990). *La terapia del momento motivacional de vida.* Monografía. San Juan, P.R: Instituto Temomvi, Inc.

Ramos-Meléndez, R. (1990). La terapia del momento motivacional de vida *Revista Universidad de América* (pp. 126-132). Bayamón: Editorial Universidad de América.

Ramos-Meléndez, R. (1994). *Proyecto de implantación de la Terapia del Momento Motivacional de Vida (Temomvi) en la Universidad de America de Bayamón,* P.R., Bayamón, P.R.

Ramos-Meléndez, R. (2000). *Proyecto de Educación Sexual y Calidad de Vida en Adolescentes (Pesca-Vida). Morovis Community Health Center, Inc.: Informe Anual,* Morovis, P.R.

Ramos-Meléndez, R. & Reus, M. C. (1998). *Estudio sobre visión de mundo y conducta social en niños (as) puertorriqueños.* Instituto Temomvi, Inc. (Sin publicar).

ReusVelázquez, María del C. (2003). *Estudio sobre la visión de mundo y el contexto sociocultural de un grupo de estudiantes de la Escuela Elemental Manuel A. Pérez que presentan el Trastorno de déficit de atención con hiperactividad:Implicaciones para la consejería.* Disertación doctoral. UPR, Río Piedras, P.R.

Sanguinetti, María I, (1990). *La función del orientador en la prevención del comportamiento suicida en la adolescencia: Aplicación del modelo Temomvi.* Monografía. UPR. Río Piedras,. P.R.

Índice

www.ingramcontent.com/pod-product-compliance
Lightning Source LLC
Chambersburg PA
CBHW032019170526
45157CB00002B/772